D1725805

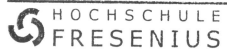

HOCHSCHULE
FRESENIUS
UNIVERSITY OF APPLIED SCIENCES

STANDORT KÖLN

Im MediaPark 4c
D-50670 Köln
Tel. 0221 973199 -10
Fax 0221 973199 -20

Zukunft deutsches Krankenhaus

Thesen, Analysen, Potenziale

Prof. Dr. Volker Penter / Dr. Christoph Arnold

1. Auflage 2009

© Baumann Fachverlage GmbH & Co. KG
E.-C.-Baumann-Straße 5
95326 Kulmbach
ku-gesundheitsmanagement.de

Gesamtherstellung:
Baumann Didaktische Medien GmbH & Co. KG
Druck: creo Druck & Medienservice GmbH, Bamberg

ISBN: 978-3-938610-88-6

Inhaltsverzeichnis

1 Einleitung 11

2 Thesen 19
   2.1 Der Wettbewerb wird zunehmen – die Anzahl
        der Krankenhäuser weiter abnehmen.................. 19
   2.2 Wirtschaftlichkeit und Qualität bestimmen
        die Zukunftsfähigkeit des Krankenhauses 24
   2.3 Die Bevölkerungsentwicklung verändert das
        Leistungsspektrum des Krankenhauses 34
   2.4 Die Preise für die traditionellen Krankenhausleistungen
        steigen mittelfristig nicht kostenadäquat............... 40
   2.5 Krankenhäuser müssen ihr Leistungsspektrum den
        aktuellen Gegebenheiten anpassen 44
   2.6 Gut ausgebildetes und motiviertes Personal erhöht
        die Attraktivität des Krankenhauses. 48
   2.7 Die Personal- und Sachkosten im Krankenhaus
        steigen weiter erheblich.............................. 52
   2.8 Die Innovations- und Investitionskraft des
        Krankenhauses gewinnt noch mehr an Bedeutung 57
   2.9 Das Krankenhaus muss Investitionen zunehmend
        außerhalb des KHG finanzieren....................... 60
   2.10 Gesetzliche Regelungen beeinflussen das
        Krankenhaus weiter intensiv 65

3 Analysen 69
   3.1 Vorgehensweise..................................... 69
        Datengrundlage..................................... 70
        Datenquellen 72
        Datenauswertung 72
   3.2 Gesamtergebnis 76
        Grundstrategien.................................... 76
        Verbesserungspotenziale 81
   3.3 Detailbetrachtungen 85
        Infrastruktur....................................... 86

Wirtschaftlichkeit 91
Wettbewerbsumfeld 115
Rechnungswesen. 121

4   Potenziale 129

4.1 Personalkosten 130
Qualifikationsgerechter Einsatz von Fachkräften 130
Anzahl der Mitarbeiter 130
Vergütung der Mitarbeiter 131

4.2 Infrastruktur. 133
Gebäude und bauliche Anlagen. 133
Gerätetechnik. 134

4.3 Einkauf 136
Reduzierung der Sortimentsvielfalt. 136
Verhandlung besserer Einkaufskonditionen 137

4.4 Auslastung 139
Ausdehnung stationärer Leistungen. 139
Ausdehnung ambulanter Leistungen 140
Beschäftigung des Krankenhauspersonals in
sekundären Dienstarten 140

4.5 Abrechnung 142
Sachgerechte Kodierung. 142
Überwachung des Zahlungseinganges 143

5   Literaturverzeichnis. 144

Abbildungsverzeichnis

Abbildung 1 a: Verteilung der Umsatzrentabilitäten der
analysierten deutschen Krankenhäuser 11

Abbildung 1 b: Verteilung der Investitionsquoten der analysierten
deutschen Krankenhäuser.................. 12

Abbildung 1 c: Übersicht zu Grundstrategien für die
analysierten deutschen Krankenhäuser 14

Abbildung 1 d: Wertebereich der Personal- und Materialaufwandsquote der analysierten deutschen
Krankenhäuser 16

Abbildung 1 e: Verteilung des Monats der Jahresabschlusserstellung der analysierten deutschen
Krankenhäuser 17

Abbildung 2.1 a: Entwicklung der Anzahl der Krankenhäuser in
Deutschland, Zeitraum 1992 bis 2007............20

Abbildung 2.1 b: Entwicklung der Anzahl der Krankenhäuser in
Deutschland getrennt nach Trägern,
Zeitraum 1991 bis 2007 21

Abbildung 2.1 c: Zahl der Krankenhausbetten pro 1.000 Einwohner
der 10 besten europäischen Gesundheitssysteme. . 21

Abbildung 2.2 a: Das duale System der deutschen
Krankenhausfinanzierung.....................24

Abbildung 2.2 b: Herkunft der Investitionsmittel für
deutsche Krankenhäuser.................... 25

Abbildung 2.2 c: Gesundheitsausgaben 2006 im Vergleich
zum Bruttoinlandsprodukt nach Bereichen 26

Abbildung 2.2 d: Ausgaben für stationäre Leistungen 2006
pro Kopf in US-Dollar im internationalen
Vergleich 27

Abilldung 2.2 e: Beispielhafte Darstellung der Konvergenzphase
auf Länderebene............................28

Abbildung 2.2 f: Landesbasisfallwerte der Bundesländer in
Euro im Jahr 2008 29

Abbildung 2.2 g: Qualität des deutschen Gesundheitssystems
gemessen mit dem Euro Health Consumer
Index 2008. 31

Abbildung 2.2 h: Informationsquellen bei der Wahl des
Krankenhauses 33

Abbildung 2.2 i: Zukünftige Informationsquellen bei der Wahl
des Krankenhauses. 33

Abbildung 2.3 a: Altersaufbau der Bevölkerung in Deutschland
2005 und 2050 35

Abbildung 2.3 b: Vergleich von Durchschnittsalter und
Geburtenrate, Zeitraum 1995 bis 2007 36

Abbildung 2.3 c: Entwicklung der Fallzahl je 100.000 Einwohner. . . 37

Abbildung 2.3 d: Einwohnerzahl je km^2 und Bevölkerungsanteil
in Ballungsgebieten nach Bundesländern. 38

Abbildung 2.3 e: Zusammenhang von Bevölkerungsanteil in
Ballungsgebieten und Fallzahl 39

Abbildung 2.4 a: Vergleich der Veränderungsrate und Inflationsrate in Deutschland von 2003 bis 2008. 40

Abbildung 2.4 b: Krankenhauskosten im Verhältnis
zum Bruttoinlandsprodukt 41

Abbildung 2.5 a: Verweildauerentwicklung in Deutschland 44

Abbildung 2.5 b: Krankenhausbetten je 10.000 Einwohner und
Bettenauslastung in Deutschland. 45

Abbildung 2.5 c: Vergleich der durchschnittlichen
Verweildauern der 10 besten europäischen
Gesundheitssysteme 2006 46

Abbildung 2.5 d: Ausgewählte zusätzliche Erlösquellen eines
Krankenhauses 47

Abbildung 2.6 a: Entwicklung der Personalstruktur im
Krankenhaus 48

Abbildung 2.6 b: Entwicklung von Fallzahl und Pflegekräften. 50

Abbildung 2.6 c: Entwicklung der Anzahl der Auszubildenden
in deutschen Krankenhäusern 51

Abbildung 2.7 a: Kostenstruktur im deutschen Krankenhaus 2007 . . 52

Abbildung 2.7 b: Entwicklung ausgewählter Personalkosten für
alle deutschen Krankenhäuser 53

Abbildung 2.7 c: Entwicklung der Personal- und Sachkosten je
Behandlungsfall in Euro, Zeitraum 1996 bis 2007. . 55

Abbildung 2.7 d: Verbraucherpreisindex Energie von 2003 bis 2008. 55

Abbildung 2.7 e: Prognose der Sachkosten je Behandlungsfall 56

Abbildung 2.9 a: Entwicklung der Fördermittel nach KHG in Mio.
Euro, Zeitraum 1995 bis 2008. 60

Abbildung 2.9 b: KHG-Mittel pro Bett bzw. Platz in Euro von 1972
bis 2008 im Ländervergleich 61

Abbildung 2.9 c: Entwicklung von Zinsaufwendungen und
Gesamtkosten im Zeitraum 2002 bis 2007 62

Abbildung 2.10 a: Jährliche Gesundheitsausgaben je Einwohner
in Euro im Zeitraum 2000 bis 2006 66

Abbildung 2.10 b: Ausgewählte Etappen der Gesundheitspolitik
im Zeitstrahl 67

Abbildung 3.1 a: Ausgewählte Indikatoren zur Entwicklung der
deutschen Krankenhäuser. .69

Abbildung 3.1 b: Prozentuale Aufteilung der deutschen Krankenhäuser nach Größenklassen auf der Grundlage
ihrer Bettenzahl 70

Abbildung 3.1 c: Vergleich ausgewählter Kennzahlen des
Statistischen Bundesamtes Deutschland mit
den Kennzahlen der Stichprobe 71

Abbildung 3.1 d: Strategisches Analysemodell für Krankenhausportfolios im Überblick 73

Abbildung 3.1 e: Ausschnitt zum Scoringverfahren im Strategischen Analysemodell für Krankenhausportfolios . . 73

Abbildung 3.1 f: Grundstrategien des Strategischen
Analysemodells für Krankenhausportfolios 75

Abbildung 3.2 a: Übersicht zu Grundstrategien für die analysierten
deutschen Krankenhäuser 76

Abbildung 3.2 b: Grundstrategien der analysierten deutschen
Krankenhäuser nach Trägern 77

Abbildung 3.2 c: Grundstrategien der analysierten deutschen
Krankenhäuser nach Größenklassen 78

Abbildung 3.2 d: Grundstrategien der analysierten deutschen
Krankenhäuser nach Regionen 80

Abbildung 3.2 e: Optimierungspotenziale der analysierten
deutschen Krankenhäuser mit der Grundstrategie
Optimierung 81

Abbildung 3.2 f: Potenziale der analysierten deutschen Krankenhäuser mit Grundstrategie Sanierung 83

Abbildung 3.3 a: Anlagenabnutzungsgrad der analysierten
deutschen Krankenhäuser nach Trägern 87

Abbildung 3.3 b: Investitionsquote der analysierten deutschen
Krankenhäuser nach Trägern 88

Abbildung 3.3 c: Anlagenabnutzungsgrad der analysierten
deutschen Krankenhäuser nach Bundesländern . . 89

Abbildung 3.3 d: Investitionsquote der analysierten deutschen
Krankenhäuser nach Bundesländern 90

Abbildung 3.3 e: Umsatzrentibilität der analysierten deutschen
Krankenhäuser nach Trägern 95

Abbildung 3.3 f: Umsatzerlöse je Belegungstag der analysierten
deutschen Krankenhäuser 96

Abbildung 3.3 g: Personalaufwandsquote der analysierten
deutschen Krankenhäuser nach Trägern 97

Abbildung 3.3 h: Vollkräfte je Bett der analysierten deutschen
Krankenhäuser nach Trägern 98

Abbildung 3.3 i: Personalaufwand je Vollkraft der analysierten
deutschen Krankenhäuser nach Trägern 99

Abbildung 3.3 j: Materialaufwandsquote der analysierten
deutschen Krankenhäuser nach Trägern 100

Abbildung 3.3 k: Bettenauslastung der analysierten deutschen
Krankenhäuser nach Trägern 101

Abbildung 3.3 l: Verweildauer der analysierten deutschen
Krankenhäuser nach Trägern 102

Abbildung 3.3 m: Umsatzrentabilität der analysierten deutschen
Krankenhäuser nach Bundesländern 103

Abbildung 3.3 n: Umsatzerlöse je Belegungstag der analysierten
deutschen Krankenhäuser und Basisfallwert
nach Bundesländern 104

Abbildung 3.3 o: Personalaufwandsquote der analysierten
deutschen Krankenhäuser nach Bundesländern . 105

Abbildung 3.3 p: Personalaufwandsquote der analysierten
deutschen Krankenhäuser und Basisfallwert 106

Abbildung 3.3 q: Vollkräfte je Bett der analysierten deutschen
Krankenhäuser nach Bundesländern........... 107

Abbildung 3.3 r: Personalaufwand je Vollkraft der analysierten
deutschen Krankenhäuser nach Bundesländern . 108

Abbildung 3.3 s: Materialaufwandsquote der analysierten
deutschen Krankenhäuser nach Bundesländern . 109

Abbildung 3.3 t: Bettenauslastung der analysierten deutschen
Krankenhäuser nach Bundesländern 110

Abbildung 3.3 u: Verweildauer der analysierten deutschen
Krankenhäuser nach Bundesländern........... 111

Abbildung 3.3 v: Umsatzrentabilität der analysierten deutschen
Krankenhäuser nach Größenklassen 112

Abbildung 3.3 w: Umsatzerlöse je Belegungstag der analysierten
deutschen Krankenhäuser nach Größenklassen . 112

Abbildung 3.3 x: Personalaufwandsquote der analysierten
deutschen Krankenhäuser nach Größenklassen . 113

Abbildung 3.3 y: Vollkräfte je Bett der analysierten deutschen
Krankenhäuser nach Größenklassen 113

Abbildung 3.3 z: Verweildauer der analysierten deutschen
Krankenhäuser nach Größenklassen 114

Abbildung 3.3 aa: Bevölkerungswanderung bei den analysierten
deutschen Krankenhäusern nach Trägern 116

Abbildung 3.3 ab: Bettendichte der analysierten deutschen
Krankenhäuser nach Trägern 117

Abbildung 3.3 ac: Bevölkerungswanderung bei den analysierten
deutschen Krankenhäusern nach Bundesländern 118

Abbildung 3.3 ad: Zahl der Betten je 10.000 Einwohner der
analysierten deutschen Krankenhäuser 119

Abbildung 3.3 ae: Bettendichte der analysierten deutschen
Krankenhäuser nach Größenklassen 120

Abbildung 3.3 af: Bevölkerungswanderung bei den analysierten
deutschen Krankenhäusern nach Größenklassen 121

Abbildung 3.3 ag: Datum des Jahresabschlusses der analysierten
deutschen Krankenhäuser nach Trägern 123

Abbildung 3.3 ah: Forderungsreichweite der analysierten
deutschen Krankenhäuser nach Trägern 124

Abbildung 3.3 ai: Datum des Jahresabschlusses nach
Bundesländern 125

Abbildung 3.3 aj: Forderungsreichweite der analysierten deutschen
Krankenhäuser nach Bundesländern 126

Abbildung 3.3 ak: Forderungsreichweite der analysierten deutschen
Krankenhäuser nach Größenklassen 127

Abbildung 4: Potenziale der analysierten deutschen
Krankenhäuser mit Grundstrategie Sanierung . . . 129

Urheber der Abbildungen mit Quelle KPMG: KPMG AG Wirtschaftsprüfungsgesellschaft, 2009

1 Einleitung

In vielen Veröffentlichungen zum deutschen Krankenhausmarkt kann man lesen, dass eine erhebliche Anzahl der Krankenhäuser hinsichtlich ihrer Existenz bedroht ist, ein Investitionsstau von vielen Milliarden Euro besteht, die Kosten der Krankenhäuser durch die Leistungsvergütung nicht gedeckt sind und vieles andere mehr.

All diese Aussagen sind über den Gesamtbestand der deutschen Krankenhäuser betrachtet richtig; im Einzelfall sieht es häufig ganz anders aus.

Beispiel eins: Betrachtet man die Umsatzrentabilität der in dieser Veröffentlichung analysierten deutschen Krankenhäuser[1], kommt man zu einem durchschnittlichen Wert von knapp 1 Prozent. Diese Umsatzrentabilität ist mittel- bis langfristig gesehen zu gering. Betrachtet man die analysierten Krankenhäuser im einzelnen, so haben einige Krankenhäuser eine deutlich höhere Umsatzrentabilität, einige aber auch eine deutlich niedrigere. Die folgende Abbildung zeigt die Verteilung der Umsatzrentabilitäten für die analysierten deutschen Krankenhäuser.[2]

Abbildung 1 a: Verteilung der Umsatzrentabilitäten der analysierten deutschen Krankenhäuser

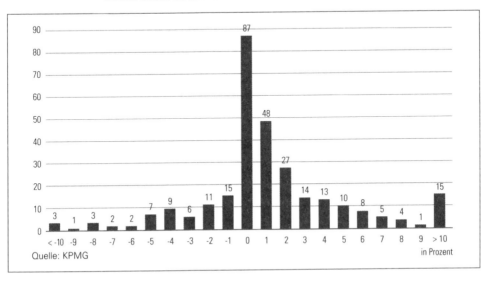

Quelle: KPMG

---

1 Analysiert wurden hier 291 Krankenhäuser mit jeweils mindestens 300 Betten.
2 Umsatzrentabilität = Jahresergebnis / Umsatzerlöse * 100;
Die Zahlen lesen sich wie folgt: 87 der 291 Krankenhäuser haben eine Umsatzrentabilität von größer als 0 Prozent aber maximal 1 Prozent usw.

Beispiel zwei: Die durchschnittliche Investitionsquote[3] der analysierten deutschen Krankenhäuser beträgt 4,5 Prozent. Bei einem durchschnittlichen Abschreibungssatz von 4,2 Prozent reicht das etwa aus, um die vorhandene Infrastruktur des Durchschnittskrankenhauses zu erhalten.

Viele der analysierten Krankenhäuser haben eine wesentlich geringere Investitionsquote, viele aber auch eine höhere. Die folgende Abbildung zeigt die Verteilung der Investitionsquoten für die analysierten deutschen Krankenhäuser.[4]

Abbildung 1 b: Verteilung der Investitionsquoten der analysierten deutschen Krankenhäuser

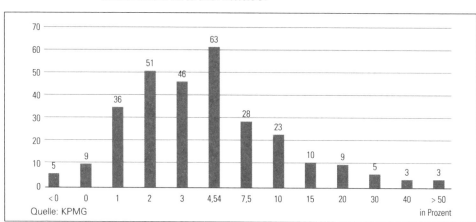

Das deutsche Durchschnittskrankenhaus gibt es also nicht. Jedes deutsche Krankenhaus hat seine eigenen Stärken und Schwächen. Jedes deutsche Krankenhaus lebt in seiner Wettbewerbsumgebung mit seinen individuellen Chancen und Risiken.

Diese Veröffentlichung hat das Ziel, das differenzierte Bild des deutschen Krankenhausmarktes darzustellen und situationsgerechten Handlungsbedarf aufzudecken.

Im Kapitel 2 werden zehn Thesen vorgestellt, die wesentliche Entwicklungstrends für das deutsche Krankenhaus darstellen. Diese Thesen sind das Ergebnis einer Reihe von strukturierten Untersuchungen in

---

3   Investitionsquote = (Investitionen – Abgänge)/Sachanlagevermögen zu Anschaffungskosten *100
4   Die Zahlen lesen sich wie folgt: 63 der 291 Krankenhäuser haben eine Investitionsquote größer oder gleich 4,54 Prozent aber kleiner 7,5 Prozent usw.

Zusammenarbeit mit wissenschaftlichen Einrichtungen, aber auch anhand von Erfahrungen aus der aktuellen Wirtschaftsprüfungspraxis.

Die in den Thesen betrachteten Themenbereiche umfassen wesentliche strategische externe und interne Faktoren. Die externen Faktoren sind vom Krankenhaus kaum beeinflussbar; das Krankenhaus kann aber richtig oder falsch, langsam oder schnell darauf reagieren. Beispiele sind das Wettbewerbsumfeld, die Bevölkerungsentwicklung, die Patientenanforderungen, die Lohn- und Preisentwicklung, das Arbeitskräfteangebot oder gesetzliche Regelungen.

Die internen Faktoren sind vom Krankenhaus weitgehend selbst gestaltbar. Hierzu zählen wirtschaftliches Handeln bei Investitionsentscheidungen, Gestaltung von Einkaufs-, Leistungs- und Verwaltungsprozessen, Innovationsbereitschaft und Innovationsfähigkeit, Personalrekrutierung und -motivation, Leistungsmodifikation und -ausweitung aber auch zunehmend die Beschaffung von Finanzmitteln. Hinsichtlich der Reaktionsmöglichkeiten in Bezug auf externe Faktoren und der Gestaltung interner Faktoren sind die Freiheitsgrade des Krankenhausmanagements von ganz entscheidender Bedeutung.

Im Kapitel 3 erfolgen Analysen anhand einer repräsentativen Auswahl deutscher Krankenhäuser. Grundlage für diese Analysen bilden die Daten von 263 Krankenhäusern mit jeweils mindestens 300 Betten. Das entspricht 45,3 Prozent aller Krankenhäuser dieser Größenklasse in Deutschland. Die verwendeten Daten sind ausnahmslos öffentlich zugänglich. Für die erfassten Krankenhäuser erfolgen Auswertungen zur Grundstrategie, zu Verbesserungspotenzialen und zu ausgewählten einzelnen Indikatoren zusammengefasst nach Trägern, Regionen und Größenklassen.

Kapitel 4 liefert ausgewählte Projektansätze zu den identifizierten Verbesserungspotenzialen.

Von den 263 ausgewerteten deutschen Krankenhäusern entsprechen nach dem Ergebnis dieser Studie der Grundstrategie Fortsetzung 17,9 Prozent, Optimierung 60,8 Prozent, Sanierung 10,3 Prozent und Sicherung 11,0 Prozent.

Abbildung 1 c: Übersicht zu Grundstrategien für die analysierten deutschen Krankenhäuser in Prozent

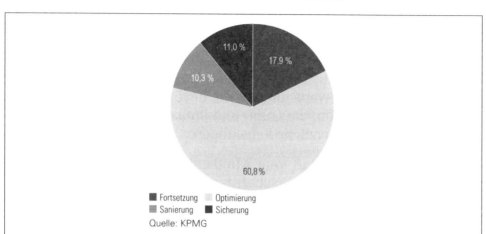

Krankenhäuser, denen die Grundstrategien Sanierung oder Sicherung zugeordnet werden, sind mittel- bis langfristig in ihrer Existenz gefährdet. Krankenhäuser mit der Strategie Optimierung sind gut aufgestellt, müssen aber dennoch kurz- bis mittelfristig Maßnahmen zur Erhaltung ihrer Wettbewerbsposition ergreifen. Krankenhäuser mit der Strategie Fortsetzung sind gegenwärtig gut aufgestellt und können sich auf die Stabilisierung und den Ausbau ihrer sehr guten Wettbewerbsposition konzentrieren.

Die Verteilung der mittel- bis langfristig in ihrer Existenz gefährdeten Krankenhäuser ist in Abhängigkeit von Trägerschaft, Region und Größe sehr unterschiedlich. Analysierten privaten Krankenhäusern wurden die Grundstrategien Sanierung bzw. Sicherung in Höhe von 6,5 Prozent zugeordnet, öffentlichen in Höhe von 29,8 Prozent und freigemeinnützigen in Höhe von 18,5 Prozent. In den neuen Bundesländern sind 7,5 Prozent der analysierten Krankenhäuser mittel- bis langfristig in ihrer Existenz gefährdet, in den alten Bundesländern mit 25 Prozent deutlich mehr.

Die Auswertung einzelner Indikatoren zeigt wichtige Ursachen für dieses differenzierte Bild. Bei der Wirtschaftlichkeit und Infrastruktur sind derzeit die analysierten privaten Krankenhäuser, die analysierten Krankenhäuser in den neuen Bundesländern und die analysierten kleineren Krankenhäuser zwischen 300 und 800 Betten im Vorteil.

Beim Wettbewerbsumfeld sind die analysierten freigemeinnützigen gegenüber den analysierten privaten und auch öffentlichen Krankenhäusern im Vorteil. Eher nachteilig wird das Wettbewerbsumfeld für die analysierten Krankenhäuser in den neuen Bundesländern eingeschätzt. Wesentliche Ursache hierfür ist, dass viele der Krankenhäuser in den neuen Bundesländern in Abwanderungsregionen liegen.

Wichtige Verbesserungspotenziale für die mittel- bis langfristig in ihrer Existenz gefährdeten Krankenhäuser liegen in den Bereichen Personal, Investitionen, Material (jeweils um die 80 Prozent) sowie Auslastung und Erlöse (jeweils um die 60 Prozent). Bei dem überwiegenden Teil der analysierten Krankenhäuser, die mittel- bis langfristig als nicht in ihrer Existenz gefährdet eingestuft wurden, sind ebenfalls Verbesserungspotenziale zu erkennen; diese betreffen im Wesentlichen die Bereiche Personal (70,6 Prozent), Material (57,5 Prozent) und Auslastung (28,8 Prozent).

Die Verbesserungspotenziale werden beispielsweise bei einem Blick auf die Personal- und Materialaufwandsquoten der analysierten deutschen Krankenhäuser deutlich. Der Durchschnitt der analysierten deutschen Krankenhäuser weist eine Personalaufwandsquote von 59,4 Prozent auf, der Wertebereich der Personalaufwandsquote aller analysierten Krankenhäuser (bereinigt um die 20 niedrigsten und höchsten Werte) liegt zwischen 47 und 69 Prozent.[5] Die Werte der Materialaufwandsquote liegen bei 25,0 Prozent (Durchschnitt) und 19 bis 32 Prozent (Wertebereich).

---

5   Als Durchschnitt oder Mittelwert wird in dieser Veröffentlichung stets der Median betrachtet.

Abbildung 1 d: Wertebereich der Personal- und Materialaufwandsquote der analysierten deutschen Krankenhäuser, bereinigt jeweils um die 20 höchsten und 20 niedrigsten Werte, in Prozent

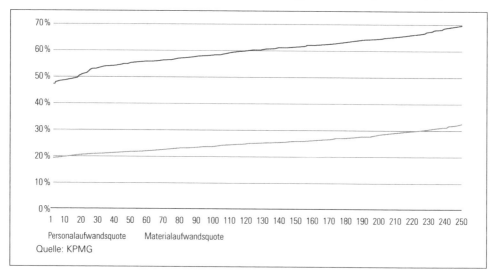

Personalaufwandsquote   Materialaufwandsquote
Quelle: KPMG

Ein weiterer interessanter Bereich ist das Rechnungswesen. Der Qualität des Rechnungswesens kommt insbesondere in Bezug auf die Steuerung des Krankenhauses und die Beschaffung von Kapital eine steigende Bedeutung zu.

Aus der Erfahrung als Wirtschaftprüfer ist die Stichtagsnähe, also die Schnelligkeit, mit der ein qualitativ guter Jahresabschluss nach Ablauf des Geschäftsjahres erstellt wird, regelmäßig ein aussagefähiger Indikator für die Qualität des Rechnungswesens eines Unternehmens.

Erfassen lässt sich diese Stichtagsnähe durch das Datum, an dem der Jahresabschluss aufgestellt wird. Die folgende Abbildung zeigt die Verteilung des Datums des Jahresabschlusses bei den analysierten Krankenhäusern.[6] Das Bild ist äußerst differenziert.

---

6   Alle untersuchten Krankenhäuser haben ihren Jahresabschlussstichtag am 31. Dezember.

Abbildung 1 e: Verteilung des Monats der Jahresabschlusserstellung der analysierten deutschen Krankenhäuser

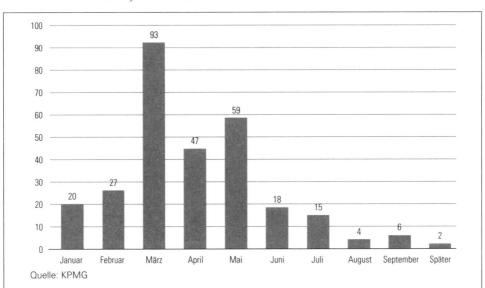

Quelle: KPMG

Private Krankenhäuser erstellen ihre Jahresabschlüsse wesentlich früher als kommunale oder freigemeinnützige. Hier besteht bei vielen öffentlichen und freigemeinnützigen Krankenhäusern Nachholbedarf. Die Krankenhäuser in den neuen Bundesländern sind ebenfalls schneller.

Diese Veröffentlichung soll Patienten, Krankenhäusern und anderen Institutionen des Gesundheitswesens nutzen. Sie soll objektive Schlussfolgerungen und Handlungen von Politik, Kosten- und Leistungsträgern unterstützen. Verbesserungspotenziale sind immer im Sinne der Verbesserung der medizinischen Versorgung des Patienten zu sehen – nicht als Einladung zur Reduzierung der staatlichen Gesundheitsausgaben.

An dieser Stelle danken die Autoren Dipl.-Sportökonom Jörg Schulze und Jean-Paul Bierstedt für ihre wertvolle Unterstützung bei der Strukturierung, Erfassung und Auswertung der Daten für die analysierten deutschen Krankenhäuser.

2   Thesen

2.1   Der Wettbewerb wird zunehmen – die Anzahl der Krankenhäuser weiter abnehmen

Die stationäre Versorgung ist in Deutschland von einem stetigen Anpassungszwang und einem steigenden Wettbewerb geprägt. Dies wird unter anderem durch zunehmendes Qualitätsbewusstsein der Patienten, stetige Kapazitätsanpassungen, Veränderung der Trägerstruktur, sich verstärkende Vernetzung zwischen ambulantem und stationärem Sektor und den großen Stellenwert betriebswirtschaftlicher Optimierungsprozesse deutlich.

Reduzierung stationärer Kapazitäten bei gleichzeitiger Veränderung der Trägerstruktur
Ein wichtiger Indikator für die Intensität der Anpassungsprozesse ist die Entwicklung der stationären Kapazitäten sowie der Trägerstruktur.

In den vergangenen Jahren wurden die stationären Kapazitäten in Deutschland bereits erheblich reduziert. Die Anzahl der Krankenhäuser hat sich durch Zusammenschluss oder Schließung von 1992 bis 2007 um etwas über 12 Prozent verringert; die Anzahl der Krankenhausbetten sogar um über 21 Prozent.[7]

---

7   Vgl. Statistisches Bundesamt: Grunddaten der Krankenhäuser – 2007, Wiesbaden 2008.

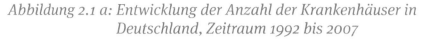

Abbildung 2.1 a: Entwicklung der Anzahl der Krankenhäuser in Deutschland, Zeitraum 1992 bis 2007

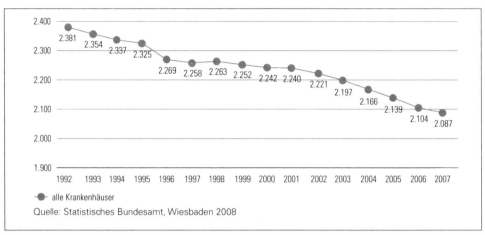

Parallel zum Rückgang der Krankenhäuser insgesamt war ein Anstieg der Krankenhäuser in privater Trägerschaft zu verzeichnen.[8] Private Krankenhäuser haben vorrangig Häuser in öffentlicher Trägerschaft übernommen. Gemessen an der Zahl der Betten beträgt der private Anteil im Jahr 2007 nur etwa 16,0 Prozent.[9] Dies spiegelt wider, dass derzeit tendenziell kleinere Krankenhäuser unter privater Trägerschaft geführt werden. Private Träger werden dies ändern müssen, wenn sie ihre bisherige Wachstumsstrategie weiterverfolgen wollen.

---

8   Vgl. Statistisches Bundesamt: Grunddaten der Krankenhäuser – 2007, Wiesbaden 2008.
9   Vgl. Statistisches Bundesamt: Grunddaten der Krankenhäuser – 2007, Wiesbaden 2008.

*Abbildung 2.1 b: Entwicklung der Anzahl der Krankenhäuser in Deutsch-
land getrennt nach Trägern, Zeitraum 1991 bis 2007*

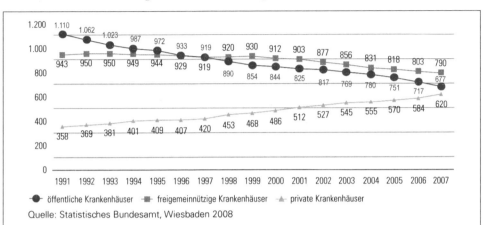

Quelle: Statistisches Bundesamt, Wiesbaden 2008

Trend zum Abbau stationärer Kapazitäten hält an

**Nach wie vor steht Deutschland unter den zehn europäischen Ländern
mit dem höchsten Niveau des Gesundheitssystems[10] mit 6,2 Betten pro
1.000 Einwohner[11] an der Spitze.**

*Abbildung 2.1 c: Zahl der Krankenhausbetten pro 1.000 Einwohner
der 10 besten europäischen Gesundheitssysteme;
Reihenfolge entspricht Rangfolge im Euro Health
Consumer Index 2008*

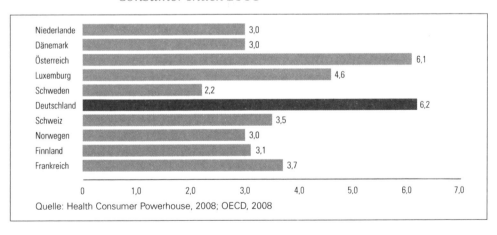

Quelle: Health Consumer Powerhouse, 2008; OECD, 2008

10 Vgl. Björnberg/Marek: Euro Health Consumer Index 2008, Brüssel 2008.
11 Vgl. OECD: OECD Health Data 2008, Paris 2008.

Nahezu alle Prognosen zur Entwicklung der Krankenhäuser in Deutschland sprechen von einem weiteren Abbau stationärer Einrichtungen in den nächsten zehn bis fünfzehn Jahren. So geht beispielsweise das Rheinisch-Westfälische Institut für Wirtschaftsforschung im Krankenhaus Rating Report 2009 davon aus, dass etwa 15 Prozent der Krankenhäuser Existenzrisiken unterliegen.[12] Eine andere Veröffentlichung aus dem Jahr 2005 schätzt die Anzahl der Krankenhäuser im Jahr 2020 auf 1.500.[13]

Die korrekte Zahl kann niemand prognostizieren. Unterstellt man, dass sich der Abbau von 1992 bis 2007 linear fortsetzt, würden im Jahr 2020 noch etwa 1.800 Krankenhäuser bestehen.[14]

Trägerstruktur wird sich weiter verändern

Für eine Prognose zur Entwicklung von Krankenhäusern nach Trägern sind folgende Überlegungen möglich:

*   Das Geschäftsmodell der privaten Klinikketten ist mehrheitlich auf Expansion ausgerichtet. Wie erfolgreich diese Expansionsziele im Einzelfall erreicht werden können, ist nicht prognostizierbar. Insgesamt kann aber davon ausgegangen werden, dass die Anzahl der Krankenhäuser in privater Trägerschaft weiter zunimmt.[15] Möglicherweise wird dieses Wachstum durch einige Faktoren erschwert. Aufgrund der gegenwärtigen gesetzlichen Rahmenbedingungen kann das Wachstum privater Klinikketten im Wesentlichen nur durch den Zukauf öffentlicher und freigemeinnütziger Krankenhäuser erreicht werden.[16] Zunehmend gibt es aber das Bestreben der öffentlichen Träger, die stationäre Krankenversorgung selbst weiter zu betreiben.[17] Die Veräußerung freigemeinnütziger Häuser an private Träger im großen Umfang ist überdies nicht erkennbar. Kartellrechtliche Schranken stellen einen weiteren Störfaktor für das Wachstum privater Träger dar.[18] Unterstellt man auf dieser Grundlage eine etwas gedämpfte Fortsetzung der Entwicklung von 1991 bis heute, dann könnten sich im Jahr 2020 zwischen 700 und 800 Krankenhäuser in privater Trägerschaft befinden.[19]

---

12 Vgl. Augurzky et al.: Krankenhaus Rating Report 2009, Essen 2009.
13 Vgl. Böhlke et al.: Gesundheitsversorgung 2020, Eschborn/Frankfurt/M. 2005.
14 Vgl. Statistisches Bundesamt: Grunddaten der Krankenhäuser – 2007, Wiesbaden 2008; eigene Berechnungen.
15 Vgl. Böhlke et al.: Gesundheitsversorgung 2020, Eschborn/Frankfurt/M. 2005.
16 Vgl. § 108ff. SGB V.
17 Vgl. Evans: Trendreport Klinikwirtschaft Ruhr, Bochum 2007.
18 Vgl. Bruckenberger: Privatisierung der Krankenhäuser, eine Alternative zum Investitionsstau, Hannover 2005.
19 Vgl. Statistisches Bundesamt: Grunddaten der Krankenhäuser – 2007, Wiesbaden 2008; eigene Berechnungen.

- Freigemeinnützige Krankenhäuser haben in der Vergangenheit einen etwa konstanten Anteil an der Anzahl der Krankenhäuser in Deutschland von um die 40 Prozent gehalten.[20] Geht man davon aus, dass freigemeinnützige Krankenhäuser weiterhin einen etwa gleichbleibenden Anteil an der Gesamtzahl der Krankenhäuser innehaben werden, würde deren Anzahl im Jahr 2020 etwa 700 betragen.[21]

- Unter Berücksichtigung vorstehender Annahmen ergeben sich im Jahr 2020 voraussichtlich etwa noch 300 bis 400 Krankenhäuser in kommunaler Trägerschaft. Ein nahezu vollständiges Auslaufen der öffentlichen Trägerschaft, wie sie in einigen Veröffentlichungen angenommen wird,[22] ist nicht abzusehen.

Intensivierung des Wettbewerbes

Der Wettbewerb zwischen den Krankenhäusern wird in der Zukunft durch nachstehende Faktoren nochmals intensiviert werden:
- weiterer Abbau stationärer Kapazitäten,
- sich fortsetzende strukturelle Veränderungen auf Trägerebene,
- zunehmende Vermischung von ambulantem und stationärem Sektor,
- steigendes Qualitätsbewusstsein der Patienten und
- in der stationären Versorgung kurz- bis mittelfristig knapper werdende Produktionsfaktoren Arbeit (insbesondere qualifiziertes Personal) und Kapital.

Die Intensivierung des Wettbewerbes würde durch eine weitere Liberalisierung der gesetzlichen Rahmenbedingungen beschleunigt.

---

20 Vgl. Statistisches Bundesamt: Grunddaten der Krankenhäuser – 2007, Wiesbaden 2008.
21 Vgl. Statistisches Bundesamt: Grunddaten der Krankenhäuser – 2007, Wiesbaden 2008; eigene Berechnungen.
22 Vgl. Böhlke et al.: Gesundheitsversorgung 2020, Eschborn/Frankfurt/M. 2005.

2.2 Wirtschaftlichkeit und Qualität bestimmen die Zukunftsfähigkeit des Krankenhauses

Zunehmende Bedeutung der Wirtschaftlichkeit bei bereits hohem Anspannungsgrad

Die Finanzierung der deutschen Krankenhäuser beruht derzeit weitgehend auf dem dualen System, nach dessen Konzept die Betriebskosten von den Krankenkassen und die Investitionen von der öffentlichen Hand getragen werden.[23]

Abbildung 2.2 a: Das duale System der deutschen Krankenhausfinanzierung

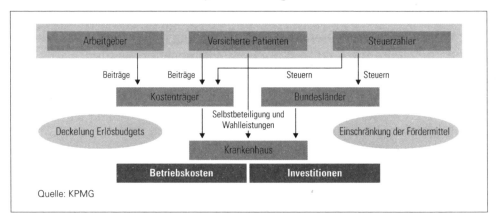

Quelle: KPMG

Mit der Aufgabe des Selbstkostendeckungsprinzips im Jahr 1993 wurde die Krankenhausfinanzierung innerhalb des dualen Systems spürbar verändert.[24]

Die Einführung von gedeckelten Erlösbudgets und der Diagnosis Related Groups (DRG) haben das wirtschaftliche Risiko von Krankenhäusern deutlich erhöht, da eine Finanzierung der Betriebskosten durch die Krankenkassen nicht zwangsläufig ausreichend erfolgt, sondern wesentlich vom wirtschaftlichen Betrieb des Krankenhauses abhängt.[25]

Neben dieser veränderten Situation bei der Finanzierung der Betriebskosten wird die wirtschaftliche Lage der Krankenhäuser zunehmend durch

---

23   Vgl. §§ 8ff., §§ 16ff. KHG.
24   Ersatz des Selbstkostendeckungsprinzips durch gedeckelte Erlösbudgets im Jahr 1993.
25   Das Krankenhaus-Barometer verdeutlicht, dass 2008 von 34 Prozent der Befragten ein Jahresfehlbetrag erwartet wird. Vgl. Blum et al.: Krankenhaus Barometer – Umfrage 2008, Düsseldorf 2008.

unzureichende öffentliche Finanzierung der Investitionen geprägt.[26]

In den vergangenen Jahren wurden öffentliche Finanzmittel für Investitionen in Krankenhäusern häufig unzureichend bereit gestellt. In der Konsequenz waren viele deutsche Krankenhäuser dazu gezwungen, Investitionen anteilig mit Eigenmitteln zu finanzieren. Dieser vom dualen System grundsätzlich nicht vorgesehene Eigenanteil[27] an den Investitionen der Krankenhäuser lag im Jahr 2005 bereits bei 20,4 Prozent.[28]

Abbildung 2.2 b: Herkunft der Investitionsmittel für deutsche Krankenhäuser in Prozent

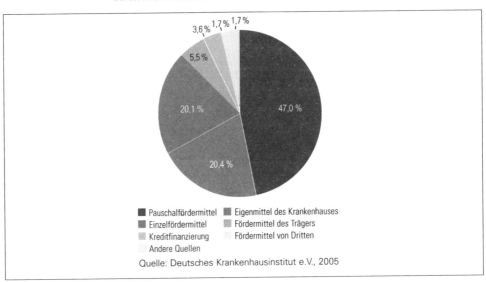

Quelle: Deutsches Krankenhausinstitut e.V., 2005

International gesehen liegt Deutschland bei den Ausgaben für Krankenhausleistungen[29] im Vergleich zu Ländern mit ähnlichem Versorgungsniveau im unteren Bereich.[30]

---

26 Vgl. Bruckenberger: Gegenwart und Zukunft der Krankenhausplanung und Investitionsfinanzierung unter DRG-Bedingungen, Hannover 2006.
27 Vgl. §§ 8ff., §§ 16ff. KHG.
28 Vgl. Blum et al.: Krankenhaus Barometer – Umfrage 2005, Düsseldorf 2005.
29 Die OECD verwendet eine gegenüber dem Statistischen Bundesamt andere Klassifikation bei der Erhebung der Krankenhausleistung. Daher kommt es zu Abweichungen zwischen den Angaben der OECD und des Statistischen Bundesamtes (s. Abbildungen 2.2c und 2.4b).
30 Vgl. OECD: OECD Health Data 2008, Paris 2008.

Die Länder Norwegen, die Niederlande, Frankreich, Schweiz und Dänemark haben beispielsweise höhere Ausgaben für Krankenhausleistungen im Verhältnis zum Bruttoinlandsprodukt als Deutschland.

Für die Ausgaben für stationäre Leistungen pro Kopf[31] ergibt sich im internationalen Vergleich eine ähnliche Aussage.

Abbildung 2.2 c: Gesundheitsausgaben 2006 im Vergleich zum Bruttoinlandsprodukt nach Bereichen in Prozent

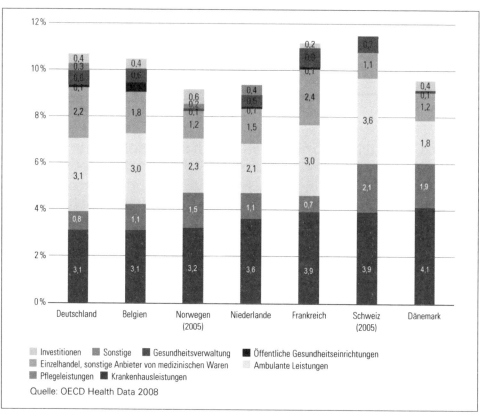

Quelle: OECD Health Data 2008

---

31 Angaben für die Niederlande sind in den OECD Health Data 2008 nicht verfügbar.

Abbildung 2.2 d: Ausgaben für stationäre Leistungen 2006 pro Kopf in US-Dollar im internationalen Vergleich

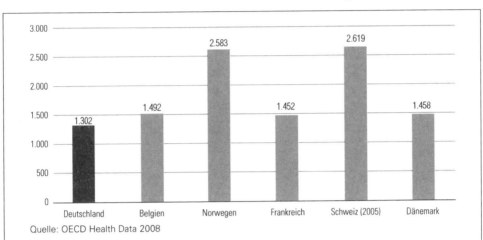

Quelle: OECD Health Data 2008

Dennoch wird sich der Druck zum wirtschaftlichen Handeln der Krankenhäuser weiter verstärken. Besondere Brisanz liegt in der nach dem neuen Krankenhausfinanzierungsreformgesetz andauernden Konvergenz bis 2010[32], die um ein Jahr verlängert wurde. Diese teilt die deutschen Krankenhäuser in sogenannte Gewinner- und Verliererhäuser ein.

---

32 Vgl. Bundesministerium für Gesundheit: Krankenhausfinanzierungsreformgesetz, Berlin 2008.

*Abildung 2.2 e: Beispielhafte Darstellung der Konvergenzphase
auf Länderebene*

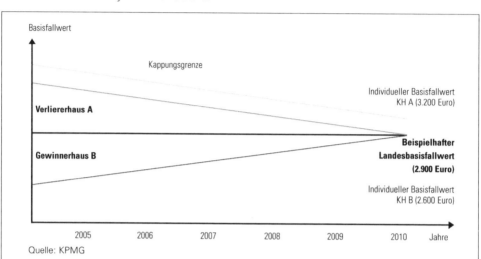

Der krankenhausindividuelle Basisfallwert wird zunächst sukzessive an den jeweiligen Landesbasisfallwert angepasst. Daher ist es für Krankenhäuser für die künftige wirtschaftliche Entwicklung von erheblicher Bedeutung, ob sie sich über oder unter dem jeweiligen Landesbasisfallwert befinden.

Abbildung 2.2 f: Landesbasisfallwerte[33] der Bundesländer in Euro im Jahr 2008

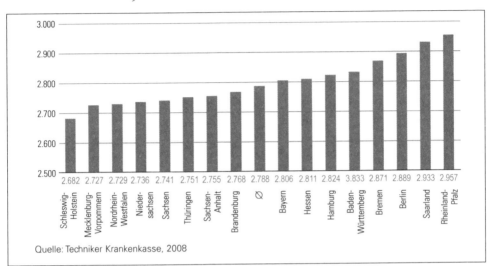

Quelle: Techniker Krankenkasse, 2008

Mit dem Krankenhausfinanzierungsreformgesetz, das nach der Verabschiedung im Dezember 2008 im Bundestag am 13. Februar 2009 den Bundesrat passiert hat und am 25. März 2009 in Kraft getreten ist, wurde für den Zeitraum von 2010 bis 2015 die Konvergenz der dann bestehenden Landesbasisfallwerte zu einem einheitlichen Bundesbasisfallwertkorridor festgelegt.[34] Der Korridor ergibt sich in Höhe von +2,5 Prozent bis -1,25 Prozent um einen rechnerisch ermittelten einheitlichen Basisfallwert. Zudem wird eine Obergrenze für die jährliche Absenkung des Landesbasisfallwertes an den einheitlichen Basisfallwertkorridor vorgegeben. Das bedeutet, dass dann alle Krankenhäuser in Bundesländern mit einem überdurchschnittlichen Landesbasisfallwert künftig zu den Verliererhäusern zählen werden.

Die sogenannten Verliererhäuser werden zwangsweise kurzfristig weitere Kostensenkungspotenziale erschließen müssen, um die kontinuierlich sinkenden Preise für ihre Leistungen bei gleichzeitig steigenden Personal- und Sachkosten zu kompensieren. In der Regel wird dies zukünftig nur verstärkt durch Prozessverbesserungen erzielbar sein.

---

33 Landesbasisfallwerte mit Ausgleichen und Kappung.
34 Vgl. Bundesministerium für Gesundheit: Krankenhausfinanzierungsreformgesetz, Berlin 2008.

Den sogenannten Gewinnerhäusern werden am Ende dieser Konvergenzphase Wettbewerber mit deutlich optimierten Prozessen und damit besseren Kostenstrukturen gegenüberstehen. Auch sie werden dadurch zumindest mittelfristig gezwungen, weitere Kostensenkungspotenziale zu erschließen.

Zunehmende Bedeutung der Qualität bei vorhandenem hohen Niveau
Gesetzliche Regelungen stellen in Deutschland ein anspruchsvolles Maß an Behandlungsqualität sicher.

Qualität hat bereits heute eine große Bedeutung für deutsche Krankenhäuser. Im internationalen Vergleich steht Deutschland in Bezug auf die Qualität des Gesundheitswesens relativ stabil[35] auf den vorderen Plätzen.[36]

---

35 In den vergangenen Jahren hat sich Deutschland beim Ranking des EHCI leicht verschlechtert: 2005 und 2006 erreichte Deutschland Platz 3, 2007 Platz 5 und im Jahr 2008 Platz 6 im Vergleich aller 31 europäischen Länder.
36 Vgl. Björnberg/ Marek: Euro Health Consumer Index 2008, Brüssel 2008.

Abbildung 2.2 g: Qualität des deutschen Gesundheitssystems gemessen mit dem Euro Health Consumer Index 2008

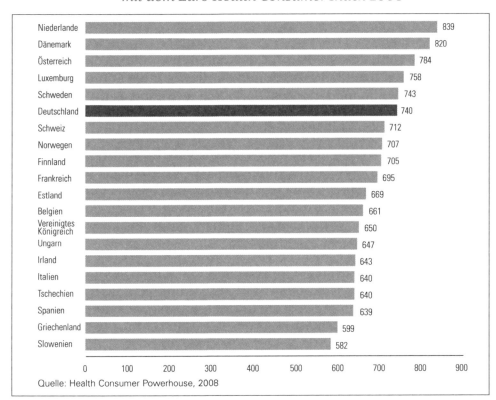

Niederlande 839
Dänemark 820
Österreich 784
Luxemburg 758
Schweden 743
Deutschland 740
Schweiz 712
Norwegen 707
Finnland 705
Frankreich 695
Estland 669
Belgien 661
Vereinigtes Königreich 650
Ungarn 647
Irland 643
Italien 640
Tschechien 640
Spanien 639
Griechenland 599
Slowenien 582

0   100   200   300   400   500   600   700   800   900

Quelle: Health Consumer Powerhouse, 2008

Durch die zweite Konvergenzphase ab 2010 werden die Preise für Krankenhausleistungen weiter angeglichen.[37] Nach Ende der Konvergenzphase auf Bundesebene gelten grundsätzlich für alle Krankenhäuser in Deutschland einheitliche Preise zur Leistungsabrechnung.[38] Einzelvertragliche Vereinbarungen können jedoch zu unterschiedlichen Leistungsvergütungen und damit auch zum Preiswettbewerb führen.

Unabhängig von dieser Entwicklung wird die Bedeutung der Qualität als Differenzierungsfaktor zum Wettbewerber weiter ansteigen. Möglichkeiten zur Verbesserung der Qualität eines Krankenhauses gibt es viele. Im Wesentlichen geht es im Qualitätswettbewerb darum, die medizinische Leistungsfähigkeit und den Service für den Patienten ständig zu verbessern.

---

37 Vgl. Bundesministerium für Gesundheit: Krankenhausfinanzierungsreformgesetz, Berlin 2008.
38 Vgl. Institut für Gesundheitsökonomik: Bundeseinheitlicher Basisfallwert für Krankenhausleistungen und seine Konsequenzen, München 2008.

Wichtige Felder zur Erhöhung der medizinischen Leistungsfähigkeit sind neben der Spezialisierung und dem Einsatz von Hochleistungsmedizin auch die Optimierung von Strukturen und Prozessen im Krankenhaus.

Die Verbesserung des Services für den Patienten umfasst neben der die Heilung unterstützenden Funktion auch die wichtige Komponente des subjektiven Wohlbefindens des Patienten während seines Krankenhausaufenthaltes. Der Patient kann selbst über die Wahl des Krankenhauses entscheiden. Er wird nicht nur das medizinische Potenzial eines Krankenhauses ins Kalkül ziehen, sondern auch dessen Servicequalität. Beratung und Patientenaufklärung über das Mindestmaß hinaus, präsentes und freundliches ärztliches und pflegerisches Personal, die Heilung fördernde Umgebung und Freizeitangebote werden Patienten bei der Beurteilung der Qualität eines Krankenhauses ebenso heranziehen, wie die rein medizinische Leistung.

Das Qualitätsbewusstsein der Patienten nimmt immer mehr zu und wird durch den verstärkten Qualitätswettbewerb weiter beschleunigt werden. Der Patient wird mehr und bessere Informationen zur Qualitätsmessung verlangen und diese auch nutzen.

Es gibt bereits mehrere Instrumente zur Messung der Qualität von Krankenhäusern. Diese stehen jedoch noch am Anfang der Entwicklung, sind teilweise für die Patienten unverständlich und werden daher von den Patienten noch wenig genutzt. Zu nennen sind die verpflichtend zu veröffentlichenden Qualitätsberichte oder sogenannte Klinikführer, die Krankenhäuser häufig nach einem Ampelsystem hinsichtlich ihrer Qualität bewerten. Ein inzwischen auch international beachtetes Projekt für die Messung und Offenlegung der Qualität von Krankenhäusern in Deutschland ist der Qualitätsreport der BQS Bundesgeschäftsstelle Qualitätssicherung gGmbH bzw. deren Nachfolger Aqua – Institut für angewandte Qualitätsförderung und Forschung im Gesundheitswesen GmbH.[39]

In einer Umfrage wurden durch die KPMG AG Wirtschaftsprüfungsgesellschaft in Berlin 100 Personen im Alter von 21 bis 80 Jahren zu den genutzten Informationsquellen bei der Wahl eines Krankenhauses interviewt. Mehrfachnennungen waren möglich.

---

[39] Vgl. o.V.: Aqua-Institut soll Zuschlag für das neue Qualitätssicherungs-Institut erhalten - BQS zieht Kürzeren, Berlin 2009.

Abbildung 2.2 h: Informationsquellen bei der Wahl des Krankenhauses –
Umfrage mit Mehrfachnennungen in Prozent

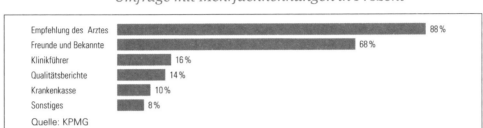

Das Ergebnis zeigt, dass die Empfehlung des Arztes und Erfahrungen von Freunden und Bekannten nach wie vor die primären Informationsquellen für die Wahl eines Krankenhauses sind. Bei den befragten Personen waren für 62 Prozent Qualitätsberichte, 50 Prozent Klinikführer und 87 Prozent der Qualitätsreport der BQS unbekannt.

Zukünftig allerdings wird medizinischen Qualitätsdaten von den Befragten eine deutlich höhere Bedeutung beigemessen werden. Nahezu genauso viele der Befragten schätzen die künftige Bedeutung medizinischer Qualitätsdaten ähnlich hoch ein wie die Empfehlung von Ärzten.

Abbildung 2.2 i: Zukünftige Informationsquellen bei der Wahl des
Krankenhauses – Umfrage mit Mehrfachnennungen
in Prozent

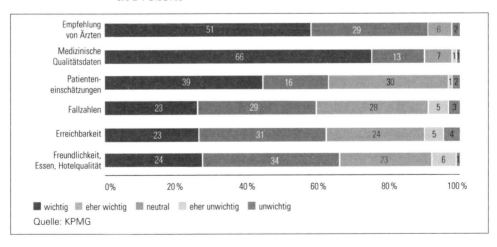

2.3 Die Bevölkerungsentwicklung verändert das Leistungsspektrum des Krankenhauses

Älter werdende Bevölkerung

Unbestritten ist, dass das Durchschnittsalter der Bevölkerung in Deutschland zunimmt, wenn sich die aktuellen demografischen Trends bestätigen. Dies ist beispielsweise an den Berechnungen der künftigen Alterspyramide des Statistischen Bundesamtes ablesbar.[40]

---

40 Vgl. Statistisches Bundesamt: Bevölkerung Deutschlands bis 2050, Wiesbaden 2006.

Abbildung 2.3 a: Altersaufbau der Bevölkerung in Deutschland 2005 und 2050

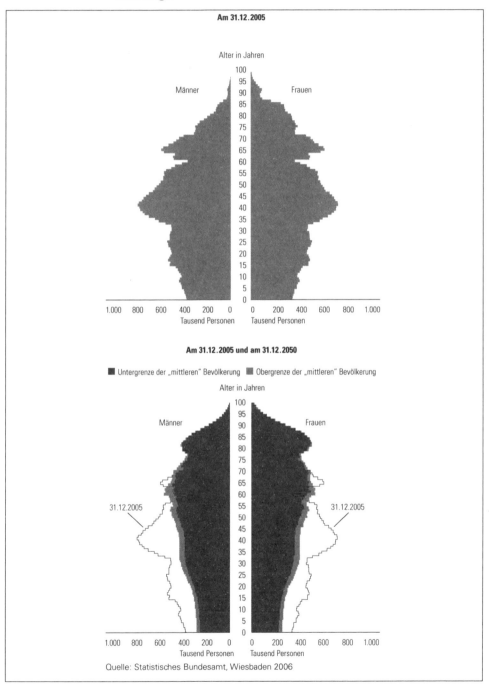

Quelle: Statistisches Bundesamt, Wiesbaden 2006

Die Alterung der deutschen Bevölkerung ist sowohl auf die steigende Lebenserwartung als auch auf die tendenziell rückläufige Geburtenrate zurückzuführen. Waren 1995 in Deutschland noch 9,4 Geburten je 1.000 Einwohner zu verzeichnen, so waren es in 2007 nur noch 8,3.[41]

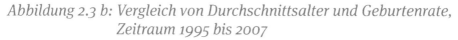

Abbildung 2.3 b: Vergleich von Durchschnittsalter und Geburtenrate, Zeitraum 1995 bis 2007

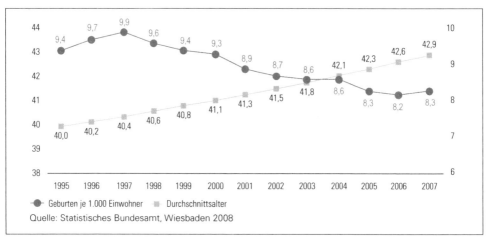

Durch einen höheren Lebensstandard und die gestiegene Qualität der medizinischen Versorgung erhöht sich die Lebenserwartung der Bevölkerung. Im höheren Alter der Menschen treten tendenziell schwerere und längere Krankheiten auf. Dadurch steigt die Nachfrage nach stationären Krankenhausleistungen und verändert sich die Leistungsstruktur innerhalb der stationären Krankenhausleistungen.

Die Betrachtung der behandelten Fälle von 1991 bis 2007 je 100.000 Einwohner zeigt einen Anstieg um 14,6 Prozent.[42]

---

41   Vgl. Statistisches Bundesamt: Statistisches Jahrbuch 2008, Wiesbaden 2008.
42   Vgl. Statistisches Bundesamt: Grunddaten der Krankenhäuser – 2007, Wiesbaden 2008.

Abbildung 2.3 c: Entwicklung der Fallzahl je 100.000 Einwohner,
1991 = 100

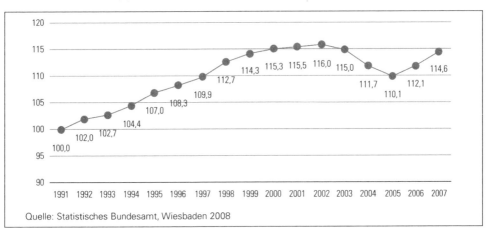

Quelle: Statistisches Bundesamt, Wiesbaden 2008

Darüber hinaus wird es eine deutliche Zunahme altersbedingter Erkrankungen geben. In einer Veröffentlichung des Universitätsklinikums Rostock, des Rostocker Zentrums zur Erforschung des demografischen Wandels sowie des Greifswalder Institutes für Community Medicine aus dem Jahr 2008 wird diese Entwicklung aktuell am Beispiel Mecklenburg-Vorpommern dargestellt.[43]

Die Wissenschaftler gehen davon aus, dass bis 2020 mit einem nachhaltigen Anstieg der Fallzahlen altersbedingter Erkrankungen im Vergleich zum Basisjahr 2005 zu rechnen ist. Beispielsweise wird die Anzahl der Patienten mit einem nicht tödlich verlaufenden Herzinfarkt um ca. 11.580 Fälle bzw. um 28,3 Prozent, mit Vorliegen eines Diabetes mellitus um ca. 25.200 Fälle bzw. um 21,4 Prozent, mit Demenzerkrankungen um 17.550 Fälle bzw. um 91,1 Prozent und mit neu auftretenden bösartigen Krebserkrankungen des Dickdarms um ca. 200 Fälle bzw. um 30,7 Prozent ansteigen.[44]

43 Vgl. Ernst-Moritz-Arndt-Universität Greifswald: Immer mehr ältere Patienten und altersbedingte Krankheiten, Greifswald 2008.
44 Vgl. Ernst-Moritz-Arndt-Universität Greifswald: Immer mehr ältere Patienten und altersbedingte Krankheiten, Greifswald 2008.

Unterschiedliche Nachfrage zwischen Stadt und Land

Die Bevölkerungsstruktur ist in den Bundesländern sehr unterschiedlich. Die Betrachtung des Bevölkerungsanteils in kreisfreien Städten ohne die Länder Bremen, Hamburg und Berlin zeigt, dass in Nordrhein-Westfalen die meisten Menschen in Städten leben.[45]

Abbildung 2.3 d: Einwohnerzahl je km² und Bevölkerungsanteil in Ballungsgebieten nach Bundesländern

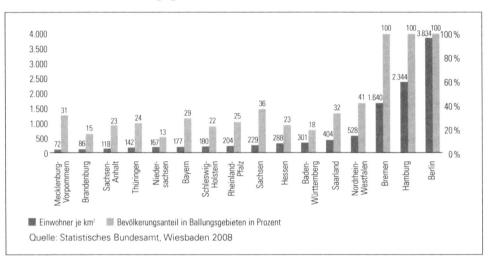

Quelle: Statistisches Bundesamt, Wiesbaden 2008

Erfahrungsgemäß suchen Einwohner von Städten häufiger ein Krankenhaus auf als Menschen in ländlichen Gebieten. Während die Fallzahl je 100.000 Einwohner in Niedersachsen, dem Bundesland mit dem geringsten Bevölkerungsanteil in Ballungszentren, mit 18.867 vergleichsweise niedrig ist, ist in Bremen, dem Bundesland mit dem höchsten Bevölkerungsanteil in Ballungszentren, eine Fallzahl je 100.000 Einwohner von 29.488 zu verzeichnen.[46]

45   Vgl. Statistisches Bundesamt: Statistisches Jahrbuch 2008, Wiesbaden 2008; Anfrage vom Juni 2008 beim Statistischen Bundesamt.
46   Vgl. Statistisches Bundesamt: Grunddaten der Krankenhäuser – 2007, Wiesbaden 2008.

*Abbildung 2.3 e: Zusammenhang von Bevölkerungsanteil in
Ballungsgebieten und Fallzahl*

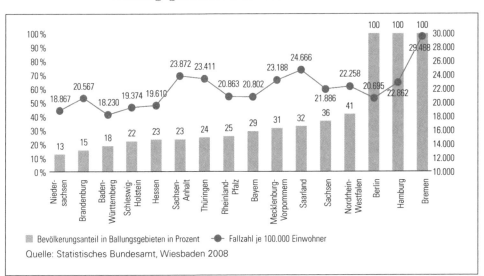

Quelle: Statistisches Bundesamt, Wiesbaden 2008

In den vergangenen Jahren ist die Tendenz der Abwanderung der Bevölkerung von ländlichen Gebieten in städtische Regionen erkennbar.[47] Diese Tendenz wird sich in den kommenden Jahren voraussichtlich fortsetzen. Das Patientenaufkommen von Krankenhäusern in den Städten wird daher tendenziell steigen, das der Krankenhäuser auf dem Land eher sinken.

Eine niedrige Einwohnerdichte erschwert eine Spezialisierung und birgt zusätzlich die Gefahr nicht ausreichender Patientenströme. Besonders in ländlichen Regionen mit einer geringen Bevölkerungsdichte haben es Krankenhäuser oft schwer, ein ausreichendes Patientenaufkommen zu sichern. Ist eine ohnehin dünn besiedelte, ländliche Region ein Abwanderungsgebiet, kann dies zur Existenzbedrohung eines Krankenhauses führen.

---

47 Vgl. Statistisches Bundesamt: Statistisches Jahrbuch 2008, Wiesbaden 2008; Anfrage vom Juni 2008 beim Statistischen Bundesamt.

2.4 Die Preise für die traditionellen Krankenhausleistungen steigen mittelfristig nicht kostenadäquat

Die vergangenen Jahre waren geprägt von im Wesentlichen konstanten Preisen für die Leistungen der stationären Krankenversorgung.[48]

Die Veränderungsrate, welche die Krankenhausbudgets jährlich an gestiegene Kosten in der stationären Krankenversorgung anpassen soll, war in der Vergangenheit nicht kostenadäquat. Grund dafür ist, dass die Veränderungsrate an die gesetzlich festgelegte Grundlohnrate gekoppelt ist. In den vergangenen Jahren ist in Deutschland die Grundlohnrate geringer gestiegen als das gesamte Preisniveau.

Der Vergleich der Entwicklung von Veränderungsrate und Inflationsrate in den vergangenen Jahren unterstreicht diese Aussage.[49]

Abbildung 2.4 a: Vergleich der Veränderungsrate und Inflationsrate in Deutschland von 2003 bis 2008 in Prozent

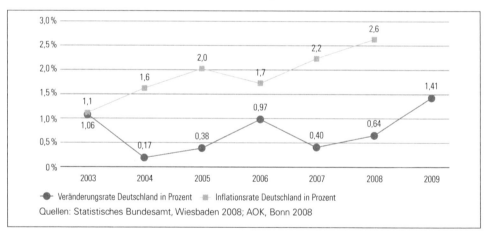

---

48 Vgl. AOK: Veränderungsrate der beitragspflichtigen Einnahmen, Berlin 2008.
49 Vgl. AOK: Veränderungsrate der beitragspflichtigen Einnahmen, Berlin 2008; Statistisches Bundesamt: Verbraucherpreisindex für Deutschland, Wiesbaden 2009.

In 2008 wurde vom Bundesministerium für Gesundheit eine Veränderungsrate für die alten Bundesländer in Höhe von 0,65 Prozent und für die neuen Bundesländer in Höhe von 0,51 Prozent festgelegt.[50] Im Bundesdurchschnitt betrug die Veränderungsrate 0,64 Prozent.[51] Demgegenüber wurde eine bundesdurchschnittliche Inflationsrate für 2008 vom Statistischen Bundesamt in Höhe von 2,60 Prozent ermittelt.[52]

Außerordentlich belastet wurden die Krankenhäuser in jüngerer Vergangenheit durch den Sanierungsbeitrag für die Krankenkassen in Höhe von 0,5 Prozent sowie die Umsatzsteuererhöhung von 3 Prozentpunkten.

Zwar steigt die Veränderungsrate für 2009 auf 1,41 Prozent an,[53] es wird jedoch auch für dieses Jahr mit stärker steigenden Krankenhauskosten[54] gerechnet. Die Konsequenz wird ein weiteres Sinken der Realpreise für stationäre Krankenhausleistungen sein.

Abbildung 2.4 b: Krankenhauskosten im Verhältnis zum Bruttoinlandsprodukt in Prozent

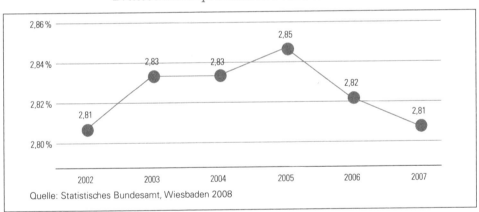

Quelle: Statistisches Bundesamt, Wiesbaden 2008

Die Betrachtung der Krankenhauskosten als Anteil am Bruttoinlandsprodukt zeigt, dass sich der Anteil in den vergangenen Jahren nicht erhöht hat.[55] Von 2005 bis 2007 waren die Krankenhausausgaben als Anteil am Bruttoinlandsprodukt in Deutschland rückläufig. Im Jahr 2007

50 Vgl. AOK: Veränderungsrate der beitragspflichtigen Einnahmen, Berlin 2008.
51 Vgl. AOK: Veränderungsrate der beitragspflichtigen Einnahmen, Berlin 2008.
52 Vgl. Statistisches Bundesamt: Verbraucherpreisindex für Deutschland, Wiesbaden 2009.
53 Vgl. AOK: Veränderungsrate der beitragspflichtigen Einnahmen, Berlin 2008.
54 Gesamtkosten der Krankenhäuser ohne Kosten der Ausbildungsstätte und Aufwendungen für den Ausbildungsfonds. Aufgrund der abweichenden vom Statistischen Bundesamt gegenüber der OECD abweichenden Klassifikation bei der Erhebung der Krankenhauskosten kommt es zu Abweichungen der Abbildungen 2.4b und 2.2c.
55 Vgl. Statistisches Bundesamt: Kostennachweis der Krankenhäuser – 2007, Wiesbaden 2008; Statistisches Bundesamt: Statistisches Jahrbuch 2008, Wiesbaden 2008.

betrug der Anteil der Krankenhauskosten am Bruttoinlandsprodukt 2,81 Prozent. Das ist genau der gleiche Anteil wie im Jahr 2002.[56]

Eine Veröffentlichung im Auftrag von ver.di ergab, dass sich der Anteil der Ausgaben der gesetzlichen Krankenversicherungen (GKV-Ausgaben) an den Gesamtausgaben für Krankenhäuser seit 1992 kaum verändert hat.[57] Weiterhin zeigt die Veröffentlichung, dass die gesetzlich vorgegebene Veränderungsrate von 2001 bis 2005 durchschnittlich 1,03 Prozent betrug, die GKV-Ausgaben für Krankenhäuser jedoch durchschnittlich um 1,96 Prozent gestiegen sind.[58] Die Diskrepanz zwischen dem Kostenanstieg und der Preiserhöhung für Krankenhausleistungen wird daraus sichtbar.

Aus diesem Grund schlägt die Deutsche Krankenhausgesellschaft beispielsweise vor, die aus der Vergangenheit der Lohnentwicklung abgeleitete Grundlohnrate als gesetzliche Obergrenze für die Preiszuwächse der Fallpauschalen abzuschaffen.[59]

Auch die Politik hat das Thema aufgegriffen, da die bestehende Diskrepanz zwischen Erlös- und Kostenentwicklung nicht unendlich fortgesetzt werden kann, ohne die stationäre Versorgung zu gefährden. So sieht das Krankenhausfinanzierungsreformgesetz vor, dass voraussichtlich ab dem Jahr 2011 ein vom Statistischen Bundesamt ermittelter Orientierungswert, der zeitnah die Kostenentwicklung im Krankenhausbereich erfassen soll, die bisherige Bindung der Krankenhauspreise an die Grundlohnrate ablösen wird.[60] Es ist noch offen, wie der Orientierungswert ermittelt werden soll und auf welchem Niveau dieser im Vergleich zur Grundlohnrate liegen wird.

Das Gesetz regelt weiterhin, dass für die Jahre 2008 und 2009 die Hälfte der tariflich vereinbarten Lohn- und Gehaltssteigerungen von den Krankenkassen getragen werden.[61]

---

56 Vgl. Statistisches Bundesamt: Kostennachweis der Krankenhäuser – 2007, Wiesbaden 2008; Statistisches Bundesamt: Statistisches Jahrbuch 2008, Wiesbaden 2008.
57 Vgl. Simon: Sechzehn Jahre Deckelung der Krankenhausbudgets, Berlin 2008.
58 Vgl. Simon: Sechzehn Jahre Deckelung der Krankenhausbudgets, Berlin 2008.
59 Vgl. Deutsche Krankenhausgesellschaft e.V.: Konzept für die Ausgestaltung des ordnungspolitischen Rahmens ab dem Jahr 2009, Berlin 2007.
60 Vgl. Bundesministerium für Gesundheit: Krankenhausfinanzierungsreformgesetz, Berlin 2008.
61 Vgl. Bundesministerium für Gesundheit: Krankenhausfinanzierungsreformgesetz, Berlin 2008.

Die Grenze für Erlöserhöhungen setzt das derzeitige Finanzierungssystem. So lange die Finanzierung des Gesundheitswesens hauptsächlich an den Lohn gekoppelt ist, führen über der Lohnsteigerungsrate liegende Erhöhungen der Gesundheitsausgaben zwangsläufig zu höheren Kassenbeiträgen oder zum Erfordernis, entstehende Defizite durch Steueraufkommen auszugleichen. Beides ist volkswirtschaftlich problematisch und auch politisch schwer durchsetzbar.

Zur grundsätzlichen Änderung des Finanzierungssystems gibt es derzeit noch keinen gesellschaftlichen Konsens. Krankenhäuser müssen sich daher mittelfristig auf weiterhin nicht kostenadäquat steigende Preise für traditionelle Krankenhausleistungen einstellen.

2.5 Krankenhäuser müssen ihr Leistungsspektrum den aktuellen Gegebenheiten anpassen

Reduzierung der Verweildauern setzt Kapazitäten frei

Durch die flächendeckende Einführung von Fallpauschalen im Rahmen des DRG-Systems in Deutschland wurde ein Anreiz zur Reduzierung der Verweildauer in stationären Einrichtungen geschaffen. Vergleichsweise geringe Zuschläge für das Überschreiten der oberen Grenzverweildauer machen lange Liegezeiten von Patienten aus wirtschaftlicher Sicht unattraktiv. Stattdessen wird ein Krankenhaus tendenziell bestrebt sein, die untere Grenzverweildauer der jeweiligen Fallpauschale zu erreichen.

Abbildung 2.5 a: Verweildauerentwicklung in Deutschland in Tagen

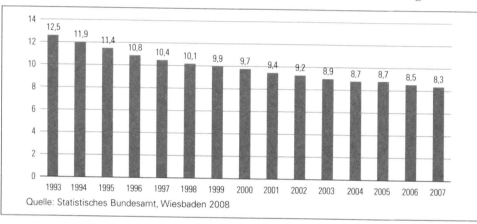

Quelle: Statistisches Bundesamt, Wiesbaden 2008

Die Bettenauslastung in den Krankenhäusern war durch die deutliche Verweildauerreduzierung in den vergangenen Jahren oftmals rückläufig.[62] Statistische Erhebungen zeigen, dass trotz einer starken Bettenreduzierung die durchschnittliche Bettenauslastung von rund 84 Prozent in 1992 auf etwa 77 Prozent in 2007 gefallen ist (Abbildung 2.5 b).[63] Eine Auslastung von etwa 85 Prozent gilt als Richtwert für eine optimale Auslastung.

---

62 Vgl. Statistisches Bundesamt: Grunddaten der Krankenhäuser – 2007, Wiesbaden 2008.
63 Vgl. Statistisches Bundesamt: Grunddaten der Krankenhäuser – 2007, Wiesbaden 2008.

*Abbildung 2.5 b: Krankenhausbetten je 10.000 Einwohner und
Bettenauslastung in Deutschland*

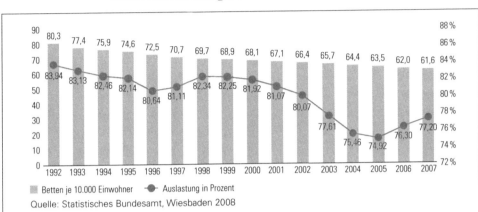

Betten je 10.000 Einwohner   Auslastung in Prozent
Quelle: Statistisches Bundesamt, Wiesbaden 2008

Die Absenkung der Verweildauer um ein Drittel innerhalb der letzten 14 Jahre[64] könnte sich in den kommenden Jahren weiter fortsetzen. Der Vergleich der durchschnittlichen Verweildauer Deutschlands mit anderen hochentwickelten Staaten zeigt, dass es immer noch erhebliche Unterschiede gibt. [65]

---

64   Vgl. Statistisches Bundesamt: Grunddaten der Krankenhäuser – 2007, Wiesbaden 2008.
65   Vgl. OECD: OECD Health Data 2008, Paris 2008.

Abbildung 2.5 c: Vergleich der durchschnittlichen Verweildauern der 10 besten europäischen Gesundheitssysteme 2006 in Tagen; Reihenfolge entspricht Rangfolge im Euro Health Consumer Index 2008

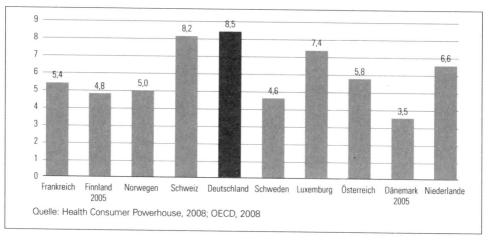

Quelle: Health Consumer Powerhouse, 2008; OECD, 2008

Beispielsweise hat Dänemark eine gegenüber Deutschland um über 58 Prozent niedrigere Verweildauer.[66] Aber auch die Länder Österreich und Frankreich liegen beim Verweildauervergleich jeweils über 30 Prozent unter dem deutschen Wert.[67]

---

66 Vgl. OECD: OECD Health Data 2008, Paris 2008.
67 Vgl. OECD: OECD Health Data 2008, Paris 2008.

Akquisition zusätzlicher Leistungen

Eine weitere Verweildauerreduzierung senkt die teilweise bereits heute zu niedrige Kapazitätsauslastung weiter ab. Darauf kann das Krankenhaus in zwei Richtungen reagieren: Kapazitätsabbau oder Leistungssteigerung.

Der Kapazitätsabbau eines Krankenhauses kann in einem stark vom Wettbewerb geprägten Umfeld zu einer im Vergleich zu Konkurrenzhäusern schwächeren Position führen. Das kann beispielsweise der Fall sein, wenn der Kapazitätsabbau schneller erfolgt als beim Wettbewerber. Hier ist also sorgfältig abzuwägen.

Das Erzielen zusätzlicher Erlöse bei Nutzung der vorhandenen Kapazitäten stellt dagegen eine mögliche Alternative dar. Abbildung 2.5 d zeigt diesbezüglich einige Möglichkeiten auf. Selbstverständlich sind die individuellen Besonderheiten eines jeden Krankenhauses zu berücksichtigen.

Abbildung 2.5 d: Ausgewählte zusätzliche Erlösquellen eines Krankenhauses

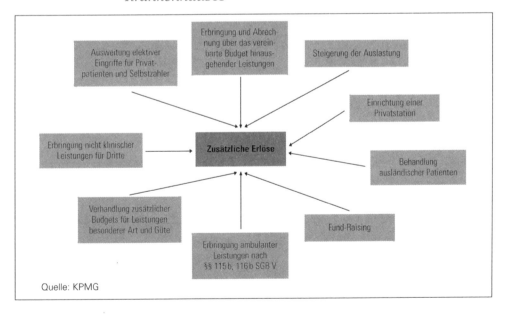

Quelle: KPMG

2.6   Gut ausgebildetes und motiviertes Personal erhöht die Attraktivität des Krankenhauses

Mangel an Personal im ärztlichen Dienst und in der Pflege

Gut ausgebildetes und motiviertes Personal ist eine der wichtigsten Grundlagen des Krankenhauses. Der Ruf der leitenden Ärzte ist ein wesentlicher Qualitätsmaßstab für potenzielle Patienten; ausreichendes und qualifiziertes Pflegepersonal ist von erheblicher Bedeutung für den Behandlungserfolg. Gut ausgebildetes Personal ist darüber hinaus erforderlich, um Effektivitätseinbußen zu vermeiden und Effizienzpotenziale zu heben.

Der Kapazitätsabbau im Bereich der stationären Krankenversorgung der vergangenen Jahre beinhaltet auch einen deutlichen Personalabbau. Dabei ist der Verlauf beim ärztlichen Dienst, Pflegepersonal und Beschäftigten in nichtklinischen Bereichen sehr unterschiedlich.[68]

Abbildung 2.6 a: Entwicklung der Personalstruktur im Krankenhaus, 1996 = 100

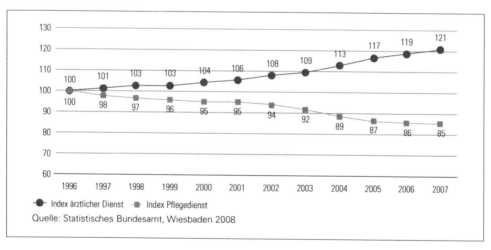

Quelle: Statistisches Bundesamt, Wiesbaden 2008

---

68   Vgl. Statistisches Bundesamt: Grunddaten der Krankenhäuser – 2007, Wiesbaden 2008.

Von 1996 bis 2007 stieg die Zahl der Ärzte in den Krankenhäusern um rund 21 Prozent.[69] In den vergangenen Jahren wurde also die Personalausstattung im ärztlichen Dienst deutlich verbessert. Dennoch ist die Ausstattung der Krankenhäuser mit ärztlichem Personal im Vergleich mit Ländern, die ein vergleichbares Versorgungsniveau haben, unterdurchschnittlich. Dies zeigt sich in folgender Statistik: Während auf jeden Krankenhausarzt in Deutschland etwa 146 Entlassungen kommen, liegt der Median der Vergleichsländer bei 103 Entlassungen.[70]

Die Stellenbesetzung im ärztlichen Dienst war und ist problematisch, da die Anzahl der qualifizierten Bewerber auf dem deutschen Arbeitsmarkt nicht ausreichend ist. Nach einer Veröffentlichung des Deutschen Krankenhausinstitut e.V. haben etwa zwei Drittel aller Häuser Schwierigkeiten, offene Stellen im ärztlichen Dienst zu besetzen.[71] Die Analyse zeigt, dass durchschnittlich vier Stellen pro Krankenhaus unbesetzt blieben.

Im Pflegedienst fiel von 1996 bis 2007 die Zahl der Vollkräfte um etwa 15 Prozent, während die Zahl der behandelten Fälle um etwa 6 Prozent angestiegen ist (Abbildung 2.6 b).[72] Dadurch müssen pro Pflegekraft deutlich mehr Patienten betreut werden. Zu berücksichtigen ist, dass durch den starken Verweildauerrückgang die Zahl der Belegungstage von 1996 bis 2007 um etwa 19 Prozent rückläufig war.[73]

69 Vgl. Statistisches Bundesamt: Grunddaten der Krankenhäuser – 2007, Wiesbaden 2008.
70 Vgl. OECD: OECD Health Data 2008, Paris 2008.
71 Vgl. Blum et al.: Krankenhaus Barometer – Umfrage 2008, Düsseldorf 2008.
72 Vgl. Statistisches Bundesamt: Grunddaten der Krankenhäuser – 2007, Wiesbaden 2008.
73 Vgl. Statistisches Bundesamt: Grunddaten der Krankenhäuser – 2007, Wiesbaden 2008.

Abbildung 2.6 b: Entwicklung von Fallzahl und Pflegekräften, 1996 = 100

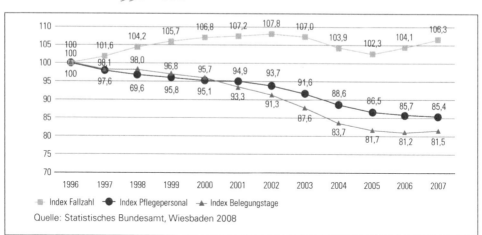

Quelle: Statistisches Bundesamt, Wiesbaden 2008

Eine zu starke Absenkung der Pflegekapazitäten führt zu Qualitätseinbußen im Behandlungsprozess. Eine Veröffentlichung zum Verhältnis von Personalausstattung zur Behandlungsqualität hat ergeben, dass die Qualität der Leistung in Krankenhäusern mit einer ausreichenden Personalausstattung bemerkenswert höher ist, als in solchen Häusern, die einen Personalmangel zu verzeichnen haben.[74]

Die insgesamt vergleichsweise geringe Personalausstattung in deutschen Krankenhäusern hat zur Folge, dass die Mitarbeiter häufig überlastet sind. So sehen nach einer Veröffentlichung des Deutscher Berufsverband für Pflegeberufe e.V. 82,5 Prozent der Befragten die Personalausstattung im eigenen Arbeitsbereich als nicht ausreichend an.[75] Aus diesem Grund erwägen 32,3 Prozent sogar die Berufsaufgabe und den Wechsel in eine andere Tätigkeit.[76] 71,7 Prozent der Befragten sehen die Attraktivität des Pflegeberufs für junge Generationen in den kommenden 10 Jahren drastisch verschlechtert.[77]

In den letzten Jahren weist die Zahl der Auszubildenden insbesondere für Pflegepersonal in deutschen Krankenhäusern einen erkennbaren rückläufigen Trend auf.[78] Die Ausstattung von ausreichend qualifiziertem

74 Vgl. o.V.: Wenig Personal, mehr Komplikationen, Berlin 2007.
75 Vgl.Deutscher Berufsverband für Pflegeberufe: DBfK-Online Umfrage, Berlin 2009.
76 Vgl. Deutscher Berufsverband für Pflegeberufe: DBfK-Online Umfrage, Berlin 2009.
77 Vgl. Deutscher Berufsverband für Pflegeberufe: DBfK-Online Umfrage, Berlin 2009.
78 Vgl. Statistisches Bundesamt: Grunddaten der Krankenhäuser – 2007, Wiesbaden 2008.

Pflegepersonal in deutschen Krankenhäusern könnte in den kommenden Jahren somit schwierig werden.

Abbildung 2.6 c: Entwicklung der Anzahl der Auszubildenden in deutschen Krankenhäusern

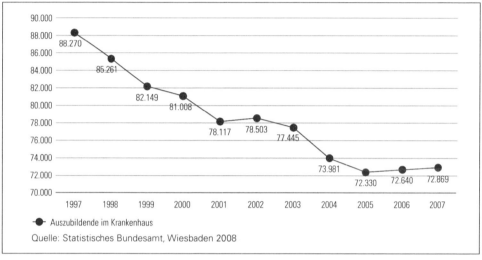

Quelle: Statistisches Bundesamt, Wiesbaden 2008

Erfolgreiche Personalanwerbung und qualifikationsgerechter Personaleinsatz

Qualifiziertes Personal wird im Krankenhaus in der Zukunft ein Engpass bleiben beziehungsweise werden. Die Bedeutung des qualifizierten Personals wird zunehmen.

Aus diesem Grund müssen die Krankenhäuser um Fachkräfte werben. Faktoren für eine erfolgreiche Personalanwerbung werden neben der attraktiven Vergütung auch das Anbieten interessanter Aufgaben sowie die Schaffung eines guten Arbeitsklimas und -umfeldes in den Krankenhäusern sein.

Das Personal muss zudem qualifikationsgerecht eingesetzt werden, um Unwirtschaftlichkeit und Demotivation zu verweiden. Beispielsweise ist es unwirtschaftlich und demotivierend, wenn Ärzte einen zu großen Anteil ihrer Arbeitszeit mit Dokumentationsarbeiten verbringen. Das Gleiche gilt, wenn Pflegepersonal regelmäßig mit dem Verteilen des Essens beschäftigt ist. Zur Verbesserung des qualifikationsgerechten Personaleinsatzes ist in vielen Krankenhäusern eine konsequente und kontinuierliche Prozess- und Arbeitsreorganisation erforderlich.

2.7 Die Personal- und Sachkosten im Krankenhaus steigen weiter erheblich

Die Kostenstruktur im Krankenhaus besteht überwiegend aus Personal- und Sachkosten. Die Personalkosten haben etwa einen Anteil an den Gesamtkosten von 61 Prozent, die Sachkosten von 37 Prozent.[79]

Abbildung 2.7 a: Kostenstruktur im deutschen Krankenhaus 2007 in Prozent

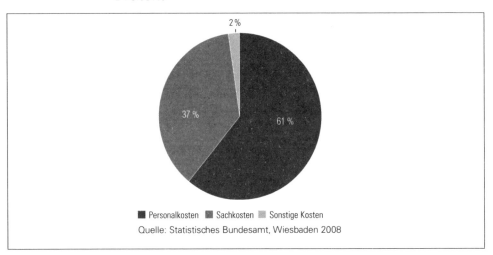

Quelle: Statistisches Bundesamt, Wiesbaden 2008

Ein Blick auf die Personalkosten der beiden wichtigsten Dienstarten, den ärztlichen Dienst und den Pflegedienst zeigt, dass die Kosten für den Pflegedienst von 2002 bis 2007 um 3 Prozent rückläufig waren, während die Kosten für den ärztlichen Dienst um rund 25 Prozent, also etwa 4 Prozent p.a., angestiegen sind.[80]

---

79 Vgl. Statistisches Bundesamt: Kostennachweis der Krankenhäuser – 2007, Wiesbaden 2008.
80 Vgl. Statistisches Bundesamt: Kostennachweis der Krankenhäuser – 2002-2007, Wiesbaden 2003-2008.

Abbildung 2.7 b: Entwicklung ausgewählter Personalkosten für alle deutschen Krankenhäuser in Mrd. Euro

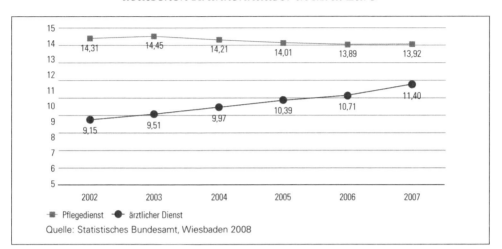

Der Grund für diese Entwicklung liegt einerseits im Abbau von Pflege-kapazitäten durch die geminderte Verweildauer und andererseits in der gestiegenen Fallzahl und dem damit erhöhten Bedarf an ärztlichem Personal.[81] Zusätzlich wirken Tarifsteigerungen auf die Personalkosten beider Dienstarten.

Steigende Personalkosten

In den vergangenen Jahren fanden deutliche Gehaltserhöhungen für das Fachpersonal in Krankenhäusern statt.

Beispielsweise forderten im Jahr 2008 der Marburger Bund durchschnittlich 10,19 Prozent, ver.di 8,00 Prozent mehr Gehalt.[82] Letztlich gab es Einigungen in diesem Tarifstreit mit Abschlüssen von rund 8,00 Prozent in zwei Stufen für das ärztliche Personal bzw. 8,90 Prozent stufenweise bis Ende 2009 für das Pflegepersonal.[83]

Insbesondere bei Klinikärzten ist ein Fachkräftemangel zu verzeichnen, der sich durch Abwanderung von Medizinern in das Ausland verstärkt. Nach einer Veröffentlichung der OECD verdient ein Allgemeinarzt in Deutschland durchschnittlich TEuro 112 p.a.[84] In England sind dies TEu-

81 Vgl. Statistisches Bundesamt: Grunddaten der Krankenhäuser – 2007, Wiesbaden 2008.
82 Vgl. Marburger Bund: Tarifverhandlungen für Ärzte an kommunalen Krankenhäusern starten am 14. Januar, Wiesbaden 2008; Wilsdorff/von Borstel: Öffentlicher Dienst, Berlin 2008.
83 Vgl. Marburger Bund: Tarifeinigung für Klinikärzte, Wiebaden 2008; Wilsdorff / von Borstel: Öffentlicher Dienst, Berlin 2008.
84 Vgl. Fujisawa/Gaetan: The remuneration of general practitioners and specialists in 14 OECD countries, Paris 2008.

ro 121 und in den USA TEuro 146 p.a.[85] Bei Fachärzten liegen die Vergü-
tungsunterschiede je nach Fachrichtung wesentlich weiter auseinander.
Die zum Teil deutlich höhere Vergütung ist für deutsche Mediziner ein
Anreiz, im Ausland zu arbeiten.

Die Tendenz hoher Tarifabschlüsse könnte daher auch in den kommenden Jahren anhalten. Der beschriebene Fachkräftemangel für ärztliches
Personal aber auch für Pflegepersonal wird diese Tendenz unterstützen.

Steigende Sachkosten

Die Entwicklung der Behandlungskosten je Fall zeigt, dass der Anteil
der Sachkosten in den vergangenen Jahren deutlich gestiegen ist. Hatten die Sachkosten im Jahr 1996 noch einen Anteil von rund 32 Prozent,
sind es heute etwa 37 Prozent (Abbildung 2.7c).[86]

Gründe für den deutlichen Anstieg der Sachkosten gibt es viele. Ein
Grund ist die Verweildauerverkürzung.[87] Dadurch sind die Personalkosten je Fall von 1996 bis 2007 um durchschnittlich 1,5 Prozent p.a., die
Sachkosten je Fall um 3,9 Prozent p.a. angestiegen.[88] Während sich die
Verweildauerverkürzung auf die gesamten Personalkosten des Pflege-
dienstes sogar mindernd auswirkte, sind die gesamten Sachkosten kontinuierlich angestiegen.[89]

85   Vgl. Fujisawa/Gaetan: The remuneration of general practitioners and specialists in 14 OECD countries, Paris 2008.
86   Vgl. Statistisches Bundesamt: Kostennachweis der Krankenhäuser – 1996-2007, Wiesbaden 1997-2008.
87   Vgl. Statistisches Bundesamt: Grunddaten der Krankenhäuser – 2007, Wiesbaden 2008.
88   Vgl. Statistisches Bundesamt: Kostennachweis der Krankenhäuser – 1996-2007, Wiesbaden 1997-2008.
89   Vgl. Statistisches Bundesamt: Kostennachweis der Krankenhäuser – 1996-2007, Wiesbaden 1997-2008.

Abbildung 2.7 c: Entwicklung der Personal- und Sachkosten je Behandlungsfall in Euro, Zeitraum 1996 bis 2007

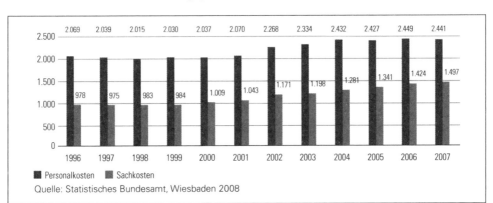

Quelle: Statistisches Bundesamt, Wiesbaden 2008

Deutlich haben sich die Energiekosten erhöht. Während in den Jahren 2000 bis 2004 die Energiekosten um 14,7 Prozent stiegen, fiel der Anstieg in den Jahren 2004 bis 2008 mit 35,7 Prozent deutlich höher aus.[90]

Abbildung 2.7 d: Verbraucherpreisindex Energie von 2000 bis 2008, 2005 = 100

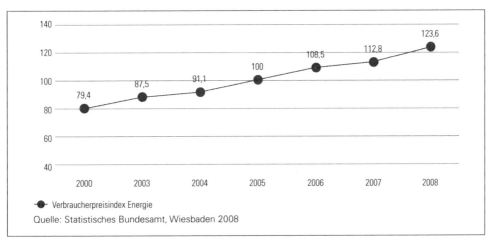

Quelle: Statistisches Bundesamt, Wiesbaden 2008

Durch Fremdvergabe von Leistungen (Outsourcing) sind Personalkosten in Sachkosten umgewandelt worden. Leistungen, die nicht mehr vom Krankenhaus selbst, sondern von externen Dienstleistungsunternehmen oder Tochtergesellschaften des Krankenhauses erbracht werden

---

90   Vgl. Statistisches Bundesamt: Verbraucherpreisindex für Deutschland, Wiesbaden 2009.

wie, z.B. die Reinigung und das Catering, erscheinen nicht mehr im Personal-, sondern im Materialaufwand als bezogene Leistungen.

Im Jahr 2007 erfolgte in Deutschland eine Umsatzsteuererhöhung in Höhe von drei Prozentpunkten. Da Krankenhausleistungen regelmäßig nicht umsatzsteuerpflichtig sind, ist ein Krankenhaus nicht zum Vorsteuerabzug berechtigt; Umsatzsteuererhöhungen wirken somit für Krankenhäuser wie Sachkostenerhöhungen.

Abbildung 2.7 e: Prognose der Sachkosten je Behandlungsfall in Euro

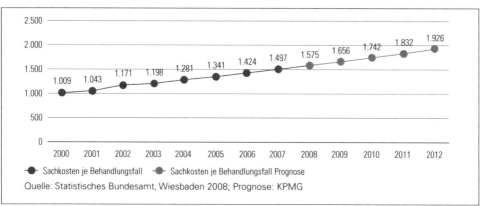

Im Bereich der Sachkosten werden sowohl die Energiekosten als auch die Kosten für den medizinischen Bedarf weiterhin stärker ansteigen als dies durch die Veränderungsrate der Budgets kompensiert wird. Bei einem weiteren etwa gleichbleibenden linearen Anstieg würden sich die Sachkosten je Behandlungsfall von 2009 bis 2012 nochmals um 16 Prozent erhöhen.[91]

Ein Krankenhaus wird sich künftig also auf weitere Personal- und Sachkostenerhöhungen einstellen müssen; eine adäquate Erhöhung der Vergütung traditioneller Krankenhausleistungen hingegen ist mittelfristig nicht zu erwarten.

---

91 Vgl. Statistisches Bundesamt: Kostennachweis der Krankenhäuser – 2000-2007, Wiesbaden 2001-2008; eigene Berechnungen.

2.8 Die Innovations- und Investitionskraft des Krankenhauses gewinnt noch mehr an Bedeutung

Innovation ist eine wichtige Basis zur Differenzierung gegenüber dem Wettbewerber und hilft, Leistungskennzahlen zu verbessern, die Qualität zu erhöhen sowie Prozesskosten zu senken. Der rasante Zuwachs an Wissen auf allen Gebieten der Wissenschaft erhöht die Bedeutung Innovation fördernden Handelns.

Innovation ist kein Zufallsprodukt, sondern muss durch systematisches Innovationsmanagement fest innerhalb der Krankenhausorganisation etabliert sein. Durch Bereitstellung entsprechender finanzieller Mittel muss Innovation die Chance zur Umsetzung bekommen.

Innovationsfelder können grob in technisch-medizinische und organisatorische Bereiche unterteilt werden.

Im Bereich der technisch-medizinischen Innovationsfelder geht es vor allen darum, dass das Krankenhaus in der Lage ist, neue Entwicklungen zu erkennen, diese hinsichtlich ihrer Relevanz für das eigene Haus einzuschätzen, eine objektive Kosten-Nutzen-Analyse durchzuführen, gegebenenfalls neue Entwicklungen zu übernehmen und in den Regelbetrieb zu überführen. Beispiele sind:

- Telemedizin (Telechirurgie, Teledermatologie, Telediagnostik, Telekardiologie, Telekonsultation, Telemetrie, Telemonitoring, Teleneurologie, Teleoperation, Telepathologie, Telepsychiatrie, Teleradiologie, Teletherapie),
- Telematik (elektronische Patientenakte, Medizinrobotik, E-Mail Visite, Tele-Visite),
- Bildgebende Diagnostik,
- Interventionelle Radiologie und Therapie,
- Minimal-invasive Chirurgie,
- Bioengineering (Einsatz neuer Materialien wie Keramik, Biorobotik, Kunstherz, Kunsthand, Kunstgewebe, Point-of-care Diagnostik),
- Tissue-Engineering (Neurorehabilitation, gezüchtete Herzklappe, Netzhautgewebe, Gelenkknorpel),
- Neue Verfahren der Transplantationsmedizin,
- Proteomik und Genomik,

- Pharmakologischer Fortschritt (neue Pharmaka, neue Wirkmechanismen auf molekularere Ebene, Target-Controlled Pharmakotherapie, Kombination Technik und Pharmaka).

Bei den organisatorischen Innovationsfeldern liegen Handlungsschwerpunkte neben dem Erkennen und Bewerten neuester Entwicklungen im Ableiten individueller Lösungsansätze, deren konsequenter Umsetzung und langfristiger Aufrechterhaltung. Das Messen von Aufwand und Nutzen ist häufig komplex, die Gefahr des Scheiterns enorm. Gleichzeitig liegen hier oft erhebliche Reserven zur Verbesserung der Wirtschaftlichkeit eines Krankenhauses. Beispiele sind:

- Erschließung neuer Leistungsangebote, Erschließung neuen Patientenpotenzials,
- Effizientere Gestaltung von Behandlungsprozessen,
- Moderne Einkaufs- und Logistikkonzepte,
- Motivationsfördernde Unternehmenskultur,
- Innovative Vergütungsmodelle,
- Effiziente Verwaltungsstrukturen (Aufbau-, Ablauforganisation),
- Integrierte Informationskonzepte (umfassende Vernetzung der IT zwischen den einzelnen Bereichen im Krankenhaus, aber auch zu externen Partnern, IT-Unterstützung von Prozessen im medizinischen Kernbereich),
- Installation und Nutzung unternehmerischer Führungs- und Steuerungssysteme (Stichwort: Kostenträgerrechnung),
- Koordination zwischen den Wertschöpfungsketten (Verzahnung ambulanter und stationärer Leistungserbringer, einrichtungsübergreifende Netzwerklösungen),
- Strategische Kooperationskonzepte (funktionelle und fachliche Kooperationen),
- Umfassendes Qualitätsmanagement,
- Corporate Governance (Risikomanagement, internes Kontrollsystem, Compliance, interne Revision).

Neben den nationalen innovativen Entwicklungen sind Internationalisierungstendenzen in der Gesundheitsversorgung besonders auf Ebene der Europäischen Union zu erkennen. Die daraus entstehenden Chancen für Kliniken sind vielfältig:

- Internationalisierung von Versorgungsdiensten,
- Aus-, Fort- und Weiterbildung von Gesundheitspersonal,

- Gesundheitsberatung und Behandlung ausländischer Patienten,
- Betreuung auswärtiger Gesundheitsinstitutionen,
- Integration in Forschungsprozesse und klinische Veröffentlichungen,
- Bildung exportfähiger Wirtschaftsbetriebe rund um die Klinikwirtschaft.

Mit internationalen Aktivitäten gewinnt ein Krankenhaus regelmäßig einen Wissensvorteil, welcher sich im nationalen Kontext als Qualitätskriterium etablieren, zu Innovationssprüngen führen und dadurch Wettbewerbsvorteile generieren kann.

Um Innovationskonzepte umsetzen zu können, benötigt das Krankenhaus entsprechende investive Mittel, die zunehmend aus Quellen der Innenfinanzierung (Gewinn, Abschreibungsgegenwerte) und zur staatlichen Förderung alternativen Quellen der Außenfinanzierung (Kredite, Leasingmodelle, PPP-Projekte, Beteiligung privater Eigenkapitalgeber) beschafft werden müssen. Investition in Innovation bedeutet Chance, aber auch Risiko. Dies ist bei der Generierung entsprechender Investitionsmittel zu beachten. Fremdkapital kann somit nur bei der Bereitstellung ausreichender Sicherheiten und vor dem Hintergrund eines positiven Ratings erlangt werden.[92]

Bei Investitionen geht es nicht nur um die Anschaffung neuer Geräte, sondern stets auch um Investitionen in Prozessabläufe. Große und schnell nutzbare Reserven liegen in den Bereichen Einkaufskonditionierung und -organisation, Logistik und Personaleinsatz. Aber auch hier führen nur umfangreiche Investitionen in Vertragsgestaltung, Gebäudesubstanz, Prozessanalyse, Prozessgestaltung, IT-Systeme usw. zum Erfolg.

---

92 Vgl. Nauen: Bonitätsbeurteilung und Rating von Krankenhäusern, Düsseldorf 2007.

2.9 Das Krankenhaus muss Investitionen zunehmend außerhalb des KHG finanzieren

Die öffentlichen Haushalte sind nach dem System der dualen Finanzierung verpflichtet, die notwendigen Investitionen in den Krankenhäusern zu finanzieren.[93] Eigenmittel der Krankenhäuser zur Finanzierung von Investitionen sind nach diesem System nicht vorgesehen.[94]

Investive Defizite durch unzureichende staatliche Investitionsfinanzierung

Seit Jahren reduziert sich die Höhe der Fördermittel zur Investitionsfinanzierung nach KHG.[95]

Abbildung 2.9 a: Entwicklung der Fördermittel nach KHG in Mio. Euro; Zeitraum 1995 bis 2008

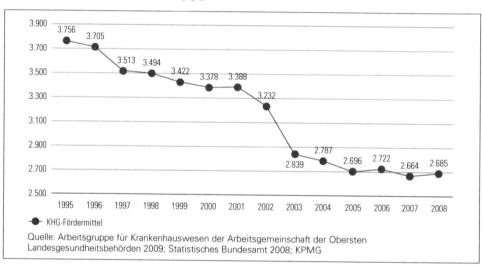

Quelle: Arbeitsgruppe für Krankenhauswesen der Arbeitsgemeinschaft der Obersten Landesgesundheitsbehörden 2009; Statistisches Bundesamt 2008; KPMG

In der Folge müssen die Krankenhäuser Investitionen zum Teil durch Eigenmittel finanzieren. Da dies – systembedingt – nicht ausreichend möglich ist, werden zunehmend weniger Investitionen realisiert. Sinkende Investitionsquoten der Krankenhäuser von 17,5 Prozent im Jahr 1973 auf 7,9 Prozent im Jahr 2003 verdeutlichen dies.[96]

---

93 Vgl. §§ 8ff. KHG.
94 Vgl. §§ 8ff., §§ 16ff. KHG.
95 Vgl. Arbeitsgruppe für Krankenhauswesen der Arbeitsgemeinschaft der Obersten Landesgesundheitsbehörden: Umfrage 2008, Hannover 2009; Statistisches Bundesamt: Grunddaten der Krankenhäuser, Wiesbaden 2008; eigene Berechnungen.
96 Vgl. Bruckenberger: Gegenwart und Zukunft der Krankenhausplanung und Investitionsfinanzierung unter DRG-Bedingungen, Hannover 2006.

Diese generelle Situation ist von Bundesland zu Bundesland unterschiedlich ausgeprägt. (Abbildung 2.9 b).[97] Während Berlin mit 396.670 Euro Investitionsförderung je Bett bzw. Platz im Zeitraum von 1972 bis 2008 die Spitzenposition besetzt, wurden in Nordrhein-Westfalen, dem Land mit den meisten Krankenhäusern in Deutschland, nur 158.248 Euro je Bett bzw. Platz gefördert.[98] Dies entspricht einem Verhältnis von 1,0:2,5 zwischen Nordrhein-Westfalen und Berlin.

Abbildung 2.9 b: KHG-Mittel pro Bett bzw. Platz in Euro von 1972 bis 2008[99]
im Ländervergleich

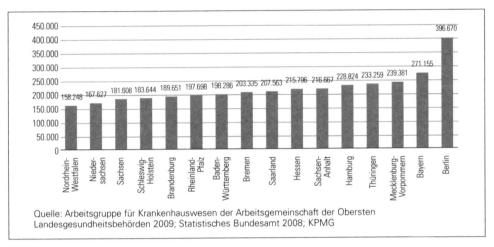

Quelle: Arbeitsgruppe für Krankenhauswesen der Arbeitsgemeinschaft der Obersten Landesgesundheitsbehörden 2009; Statistisches Bundesamt 2008; KPMG

Durch die rückläufigen Fördermittel ist ein deutlicher Investitionsstau entstanden. Während die Deutsche Krankenhausgesellschaft von einem Investitionsstau von rund 50 Milliarden Euro spricht, gehen andere Schätzungen von über 30 Milliarden Euro aus.[100]

Wie hoch der tatsächliche Investitionsstau in deutschen Krankenhäusern auch sein mag, offensichtlich ist, dass in den vergangenen Jahren zu wenige Investitionen getätigt wurden.

---

97 Vgl. Arbeitsgruppe für Krankenhauswesen der Arbeitsgemeinschaft der Obersten Landesgesundheitsbehörden: Umfrage 2008, Hannover 2009; Statistisches Bundesamt: Grunddaten der Krankenhäuser, Wiesbaden 2008; eigene Berechnungen.
98 Vgl. Arbeitsgruppe für Krankenhauswesen der Arbeitsgemeinschaft der Obersten Landesgesundheitsbehörden: Umfrage 2008, Hannover 2009; Statistisches Bundesamt: Grunddaten der Krankenhäuser, Wiesbaden 2008; eigene Berechnungen.
99 Die KHG-Mittel für Krankenhäuser in den neuen Bundesländern betreffen den Zeitraum 1990 bis 2008.
100 Vgl. Deutsche Krankenhausgesellschaft e.V.: Baum: Vermeintliche Einsparpotenziale realitätsfern, Berlin 2006.

Notwendiger Anstieg alternativer Finanzmittel für Investitionen

Setzt sich die zurückhaltende staatliche Investitionsförderung fort – und davon ist angesichts der Lage der öffentlichen Haushalte auszugehen – müssen sich die Krankenhäuser in Deutschland dauerhaft nach alternativen Finanzierungsquellen umschauen. Die Akzeptanz investiver Defizite ist für das Krankenhaus mittelfristig nicht möglich, da bereits kurzfristig Wettbewerbsnachteile entstehen, mittelfristig eine mangelhafte Infrastruktur keinen ordnungsmäßigen Krankenhausbetrieb zulässt.

Bereits heute werden Investitionen zunehmend mit alternativen Finanzmitteln finanziert. Die steigende Anzahl und Höhe von Bankkrediten lässt sich anhand der Entwicklung der anteiligen Zinsaufwendungen im Durchschnitt der deutschen Krankenhäuser ablesen.[101] Während die gesamten Kosten der Krankenhäuser von 2002 bis 2007 um etwa 10 Prozent gestiegen sind, ist ein Anstieg der Zinsaufwendungen um 57 Prozent zu verzeichnen.[102]

Abbildung 2.9 c: Entwicklung von Zinsaufwendungen und Gesamtkosten im Zeitraum 2002 bis 2007, 2002 = 100

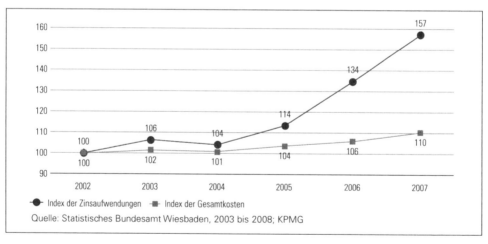

---

101 Vgl. Statistisches Bundesamt: Kostennachweis der Krankenhäuser – 2002-2007, Wiesbaden 2003-2008; eigene Berechnungen.
102 Vgl. Statistisches Bundesamt: Kostennachweis der Krankenhäuser – 2002-2007, Wiesbaden 2003-2008; eigene Berechnungen.

Kreditwürdigkeit und Bonität werden wichtige Erfolgsfaktoren für Krankenhäuser

Aktuelle Maßnahmen der Politik in dieser Situation deuten auf den Versuch hin, die vorhandenen staatlichen Mittel effizienter einzusetzen, eine grundsätzlich höhere Investitionsförderung ist nicht zu erwarten.[103]

Das Land Nordrhein-Westfalen hat mit dem Krankenhausgestaltungsgesetz eine jährliche Baupauschale eingeführt, die weitgehend die Einzelförderungsmaßnahmen ersetzen soll. Ziel ist, Bürokratie abzubauen und die unternehmerische Freiheit bei der Mittelverwendung zu fördern. Die Grenzen dieses Ansatzes zeigen sich bei Krankenhäusern, die für die kommenden Jahre größere Investitionen geplant hatten und aufgrund des Gesetzes anstelle einer kompletten Einzelförderung ratenweise jährliche Baupauschalen erhalten.

Auf der Bundesebene folgt man dem Vorbild der leistungsorientierten Förderung und plant im Zuge des Krankenhausfinanzierungsreformgesetzes ab 2012 die Einführung von sogenannten länderspezifischen Investitionspauschalen nach dem Vorbild der Baupauschale in Nordrhein-Westfalen.[104]

Deutlich wird aus der Entwicklung der vergangenen Jahre, dass der Staat die Höhe der Investitionsförderung im Sinne des dualen Systems nicht ausreichend zu gestalten vermag. Entsprechend müssen sich die Krankenhäuser langfristig auf unzureichende Ausstattung mit Finanzmitteln für Investitionen einstellen.

Die erkennbaren Reformansätze steuern eher einen effizienteren Einsatz der Finanzmittel für Investitionen in bestehender Höhe und generieren dauerhafte oder zeitweilige weitere Finanzierungslücken für die Krankenhäuser. Die Einführung von höheren jährlichen Pauschalen anstatt der Einzelförderung ganzer Maßnahmen führt dazu, dass zeitweilig fehlende Finanzmittel alternativ beschafft werden müssen. Die leistungsorientierte Vergabe von Fördermitteln[105] verstärkt den Druck auf Krankenhäuser, die Investitionen am dringendsten brauchen.

Im Ergebnis müssen sich alle Krankenhäuser langfristig darauf einstellen, dass sie für die Durchführung ausreichender Investitionen alter-

---

103 Vgl. Bundesministerium für Gesundheit: Krankenhausfinanzierungsreformgesetz, Berlin 2008.
104 Vgl. Bundesministerium für Gesundheit: Krankenhausfinanzierungsreformgesetz, Berlin 2008.
105 Vgl. Bundesministerium für Gesundheit: Krankenhausfinanzierungsreformgesetz, Berlin 2008.

native Finanzierungsquellen wie Bankkredite, Leasing, PPP-Modelle, Beteiligung privater Eigenkapitalgeber zeitweilig oder dauerhaft in Anspruch nehmen müssen. Einige deutsche Kredithäuser, aber auch institutionelle Anleger haben dies erkannt und investieren zunehmend in diesen Markt.

Kreditwürdigkeit und Bonität sind daher zunehmend wichtige Erfolgsfaktoren für die Zukunftsfähigkeit eines deutschen Krankenhauses.[106]

---

106 Vgl. Nauen: Bonitätsbeurteilung und Rating von Krankenhäusern, Düsseldorf 2007.

2.10 Gesetzliche Regelungen beeinflussen das Krankenhaus weiter intensiv

Überdurchschnittliche Regelungsdichte und -geschwindigkeit

Das deutsche Gesundheitssystem ist in weiten Bereichen staatlich reguliert. Neben der Vorgabe von gesetzlichen Rahmenbedingungen für Aufbau und Funktionsweise des Gesundheitssystems bestehen weitere Einzelregelungen zur genauen Steuerung von Leistungsangebot, Leistungsnachfrage, Finanzaufkommen und Finanzflüssen.

Im Ergebnis entsteht eine hohe Regelungsdichte und -geschwindigkeit. Beispiele hierfür sind die sehr detailliert und sich ständig ändernden gesetzlichen Regelungen und Umsetzungsvorschriften bzw. -vereinbarungen zu den Leistungs- und Finanzströmen zwischen Beitragszahler, Krankenkassen, Krankenhäusern aber auch niedergelassenen Ärzten und sonstigen Institutionen des deutschen Gesundheitswesens.[107]

Sich beschleunigende Regelungsgeschwindigkeit durch strukturelles Defizit

Das deutsche Gesundheitswesen befindet sich in einem ständigen Reformprozess.[108] Der Reformprozess ist neben einer hohen Dichte der Regelungen von einer sich beschleunigenden Regelungsgeschwindigkeit gekennzeichnet. Dies wird sich so lange fortsetzen, wie im Gesundheitswesen zwischen Einnahmen und Ausgaben ein strukturelles Defizit besteht, welches innerhalb des bestehenden Finanzierungssystems nicht ausgeglichen werden kann. Ein Grund hierfür ist, dass sich die Altersstruktur der Bevölkerung in Deutschland grundlegend gewandelt hat und weiter wandeln wird. Immer mehr älteren Menschen stehen immer weniger jüngere Menschen gegenüber.[109]

In der Folge ergibt sich innerhalb des bestehenden Finanzierungssystems – welches die Einnahmen weitgehend an den Lohn bindet – das Phänomen der steigenden Nachfrage nach Krankenhausleistungen bei gleichzeitig sinkender Anzahl an Beitragszahlern.[110]

---

107 Vgl. Abbildung 2.10 b.
108 Vgl. Abbildung 2.10 b.
109 Vgl. Abbildung 2.3 a.
110 Vgl. Statistisches Bundesamt: Ausgaben 1995-2006, Wiesbaden 2008.

Abbildung 2.10 a: Jährliche Gesundheitsausgaben je Einwohner in Euro im Zeitraum 2000 bis 2006

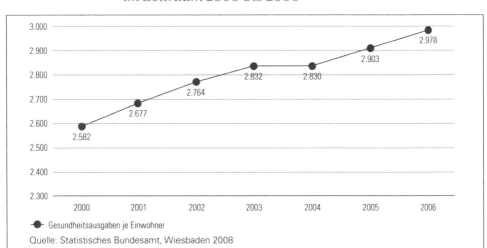

Quelle: Statistisches Bundesamt, Wiesbaden 2008

Nur ein grundlegender Wandel des Finanzierungssystems könnte dieses Problem lösen. Noch besteht aber kein gesellschaftlicher Konsens, das Finanzierungssystem generell zu reformieren. Daher kann von Seiten der Politik nur mit kleinen Reformschritten auf dieses strukturelle Problem reagiert werden. Entsprechend lange dauert die Umstellung; viele Reformschritte sind in kurzen Zeitabständen erforderlich. Die folgende Abbildung verdeutlicht die gesetzgeberische Dichte seit 1977.

Abbildung 2.10 b: Ausgewählte Etappen der Gesundheitspolitik im Zeitstrahl

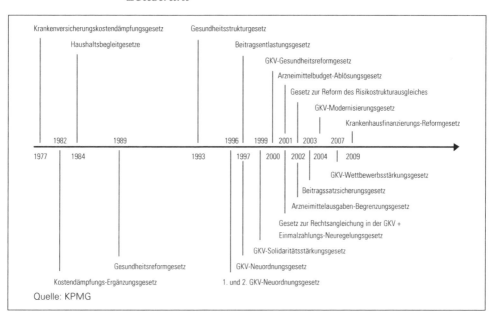

Quelle: KPMG

Anhand der aktuellen Diskussion zur zukunftsorientierten Finanzierung der Krankenhäuser wird der Zusammenhang der Einnahmen und Ausgaben des Gesundheitssystems illustriert.

Im Dezember 2008 wurde das ab 2009 geltende Krankenhausfinanzierungsreformgesetz beschlossen. Die wesentlichsten Eckpunkte der neuen Krankenhausfinanzierung sind:[111]

- die Aufteilung des letzten Konvergenzschrittes auf Landesebene zu gleichen Teilen auf die Jahre 2009 und 2010,
- die Angleichung der unterschiedlichen Landesbasisfallwerte in einem Zeitraum von 5 Jahren, beginnend im Jahr 2010, an einen bundesweit einheitlichen Basisfallwertkorridor,
- die Refinanzierung von 50 Prozent der tariflich vereinbarten Lohn- und Gehaltssteigerungen für die Jahre 2009 und 2010 durch die Krankenkassen,

---

111 Vgl. Bundesministerium für Gesundheit: Krankenhausfinanzierungsreformgesetz, Berlin 2008.

- die mittelfristige Abkopplung der Krankenhauspreise von der Grundlohnrate und zeitnahe Orientierung an der tatsächlichen Kostenentwicklung im Krankenhausbereich,
- ein Förderprogramm zur Verbesserung der Situation des Pflegepersonals, wodurch in drei Jahren bis zu 17.000 zusätzliche Stellen im Pflegedienst geschaffen werden sollen sowie
- die Abschaffung des „Sanierungsbeitrags" in Höhe von 0,5 Prozent ab 2009.

Daneben hat die Bundesregierung im Krankenhausfinanzierungsreformgesetz die Willenserklärung abgegeben, die Investitionsfinanzierung ab 2012 auf leistungsorientierte Investitionspauschalen umzustellen und damit die Einzelförderung von Investitionsmaßnahmen weitgehend abzuschaffen.[112]

Mit der Planung einer Umstellung der Investitionsfinanzierung und der damit verbundenen Abschaffung der Einzelförderung wird die Tendenz des sukzessiven Rückzugs des Staates aus der Krankenhausfinanzierung fortgesetzt. Von vielen Seiten wird dies als ein weiterer Schritt von einem dualen zum monistischen Finanzierungssystem gesehen.

Für die Krankenhäuser ist weiterhin eine hohe gesetzgeberische Aktivität und Regelungsdichte zu erwarten. Die Fähigkeit, sich auf diese sich verändernden Regelungen rechtzeitig einzustellen, ist ein weiterer Erfolgsfaktor für die Zukunftsfähigkeit eines Krankenhauses.

---

112 Vgl. Bundesministerium für Gesundheit: Krankenhausfinanzierungsreformgesetz, Berlin 2008.

3   Analysen

3.1   Vorgehensweise

Grundlage der folgenden Analysen bilden die dargestellten zehn Thesen. Die Quantifizierung dieser Thesen erfolgt durch die Zuordnung von Indikatoren, die in der Lage sind, die Aussagen der Thesen ausreichend zu repräsentieren und die aus öffentlich zugängigen Datenquellen erfasst werden können.[113]

Abbildung 3.1 a: Ausgewählte Indikatoren zur Entwicklung der deutschen Krankenhäuser

Indikatoren	Ermittlungsgrundlage
Anzahl Wettbewerber im Einzugsgebiet (ganze Zahl)	Anzahl der Wettbewerber in der Versorgungsregion des Krankenhauses (Landkreis, Stadtbezirk, kreisfreie Stadt)
Anzahl Betten je Einwohner im Einzugsgebiet (ganze Zahl)	Anzahl der Betten je Einwohner in der Versorgungsregion des Krankenhauses (Landkreis, Stadtbezirk, kreisfreie Stadt)
Integration in einen Verbund (ja/nein)	ja/nein
Umsatzrentabilität (%)	Jahresergebnis/Umsatzerlöse × 100
BQS-Behandlungsergebnisse (Rating 0/0,5/1)	Rating aller Abteilungen des Krankenhauses nach einer Ampelklassifikation (grün = 1, gelb = 0,5, rot = 0)
Bevölkerungswanderung (Rating 0/0,5/1)	Rating der Bevölkerungswanderung (1 = Zuwanderung, 0,5 = neutral, 0 = Abwanderung)
Umsatzerlöse je Belegungstag (Euro)	Umsatzerlöse/Belegungstage
Bettenauslastung (%)	Belegungstage/(Bettenzahl × 365) × 100
Verweildauer (Tage)	Belegungstage/Fallzahl
Materialaufwandsquote (%)	Materialaufwand/Betriebsleistung × 100
Personalaufwandsquote (%)	Personalaufwand/Betriebsleistung × 100
Vollkräfte je Bett (VK)	Vollkräfte/Bettenzahl
Personalaufwand je Vollkraft (TEuro)	Personalaufwand/Vollkräfte
Datum des Anhangs (Datum)	Datum aus dem Anhang des Jahresabschlusses
Forderungsreichweite (Tage)	Durchschnittliche Forderungen aus Lieferung und Leistung/(Umsatzerlöse × 365)
Anlagenabnutzungsgrad (%)	Kumulierte Abschreibungen/Sachanlagevermögen zu Anschaffungskosten × 100
Investitionsquote (%)	(Investitionen-Abgänge)/Sachanlagevermögen zu Anschaffungskosten × 100
Abnutzungsgrad technische Einrichtung und Ausstattung (%)	Kumulierte Abschreibungen technische Anlagen, Einrichtung und Ausstattung/Anlagevermögen technische Anlagen, Einrichtung und Ausstattung zu Anschaffungskosten × 100

Quelle: KPMG

---

113   Vgl. Schulze: Analyse öffentlich zugänglicher Daten hinsichtlich der Prognosefähigkeit für Krankenhausunternehmen, Berlin 2008.

Datengrundlage

Die Analyse konzentriert sich auf Krankenhäuser mit mehr als 300 Betten. Die Aussagen treffen aber in vielen Bereichen auch auf Krankenhäuser mit weniger Bettenkapazität zu.

Gemäß der Angaben des Statistischen Bundesamtes gibt es in Deutschland 2.087 Krankenhäuser (Stand 2007). Davon haben 580 (27,8 Prozent) Krankenhäuser mindestens 300 Betten, die übrigen 1.507 weniger als 300 Betten.[114]

Abbildung 3.1 b: Prozentuale Aufteilung der deutschen Krankenhäuser nach Größenklassen auf der Grundlage ihrer Bettenzahl

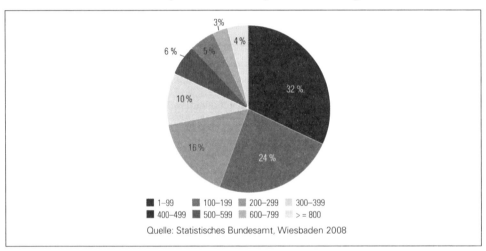

Quelle: Statistisches Bundesamt, Wiesbaden 2008

Bei einem Anteil von 27,8 Prozent an der Gesamtanzahl der Krankenhäuser repräsentieren die Krankenhäuser mit mindestens 300 Betten etwa zwei Drittel der Bettenkapazität aller Krankenhäuser in Deutschland.[115]

Für die folgenden Analysen wurden die Daten von 263 deutschen Krankenhäusern mit mindestens 300 Betten erfasst. Das entspricht 45,3 Prozent aller deutschen Krankenhäuser mit mindestens 300 Betten.[116] In Bezug auf die Anzahl aller deutschen Krankenhäuser entspricht die Stichprobe 12,6 Prozent, auf die Anzahl der Betten 34,0 Prozent.[117]

---

114 Vgl. Statistisches Bundesamt: Grunddaten der Krankenhäuser – 2007, Wiesbaden 2008.
115 Vgl. Statistisches Bundesamt: Grunddaten der Krankenhäuser – 2007, Wiesbaden 2008; eigene Berechnungen.
116 Vgl. Statistisches Bundesamt: Grunddaten der Krankenhäuser – 2007, Wiesbaden 2008; eigene Berechnungen.
117 Vgl. Statistisches Bundesamt: Grunddaten der Krankenhäuser – 2007, Wiesbaden 2008; eigene Berechnungen.

Zur Verprobung der Repräsentativität der Stichprobe werden ausgewählte Kennzahlen aus erhobenen Daten öffentlicher Quellen (Stichprobe) mit den veröffentlichten Daten des Statistischen Bundesamtes Deutschland (Grundgesamtheit) verglichen.[118] Da viele in der Analyse betrachtete Kennzahlen beim Statistischen Bundesamt Deutschland nicht verfügbar sind, werden insbesondere Leistungsdaten und Daten zum Personal abgeglichen.

Abbildung 3.1 c: Vergleich ausgewählter Kennzahlen des Statistischen Bundesamtes Deutschland mit den Kennzahlen der Stichprobe

	Statistisches Bundesamt	Stichprobe von KPMG
Bettenauslastung (%)	77,20	75,90
Verweildauer (Tage)	8,30	7,60
Vollkräfte je Bett (VK)	1,56	1,51
Personalaufwand je Vollkraft (TEuro)	52,10	52,20

Quelle: Statistisches Bundesamt, Wiesbaden 2008; KPMG

Der Vergleich zeigt eine weitgehende Übereinstimmung zwischen Stichprobe und Grundgesamtheit bei den Kennzahlen Bettenauslastung, Vollkräfte je Bett und Personalaufwand je Vollkraft.

Die Verweildauer der Stichprobe liegt um rund 8 Prozent niedriger als die Verweildauer der Grundgesamtheit. Hier spiegelt sich wider, dass Krankenhäuser ab 300 Betten im Durchschnitt eine etwas niedrigere Verweildauer aufweisen als Krankenhäuser mit weniger als 300 Betten.[119] Die Grundaussagen dieser Veröffentlichung werden davon aber kaum beeinflusst.

---

118 Bei der Grundgesamtheit handelt es sich um alle Krankenhäuser jeder Größe in Deutschland.
119 Vgl. Statistisches Bundesamt: Grunddaten der Krankenhäuser – 2007, Wiesbaden 2008.

Datenquellen

Sämtliche Daten stammen ausnahmslos aus öffentlich zugängigen Quellen. Diese betreffen:

- Statistisches Bundesamt Deutschland – Daten zum Krankenhausmarkt
- Bundesanzeiger – Jahresabschlüsse und Lageberichte
- Qualitätsberichte
- Landeskrankenhauspläne
- Klinikführer – aufbereitete Qualitätsdaten

Datenauswertung

Die Auswertung der Daten erfolgt auf der Grundlage des Strategischen Analysemodells für Krankenhausportfolios, das im Rahmen einer Dissertation[120] und weiterer wissenschaftlicher Arbeiten in Zusammenarbeit zwischen der KPMG AG Wirtschaftsprüfungsgesellschaft, Technischer Universität Dresden und Praxispartnern entwickelt wurde.

Mit dem Strategischen Analysemodell für Krankenhausportfolios werden die erfassten Daten einzeln für jedes Krankenhaus nach folgendem Schema analysiert.

---

120 Vgl. Arnold: Entwicklung eines strategischen Prognosemodells für Krankenhausunternehmen in Deutschland, Berlin 2009.

Abbildung 3.1 d: Strategisches Analysemodell für Krankenhausportfolios im Überblick

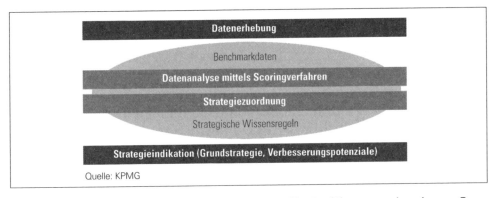

Für jedes erfasste Krankenhaus werden alle Indikatoren in einem Scoringverfahren anhand von Benchmarkdaten auf einer Skala von 0 bis 10 eingestuft. Bei 5 liegt der Mittelwert aller erfassten Krankenhäuser.

Abbildung 3.1 e: Ausschnitt zum Scoringverfahren im Strategischen Analysemodell für Krankenhausportfolios

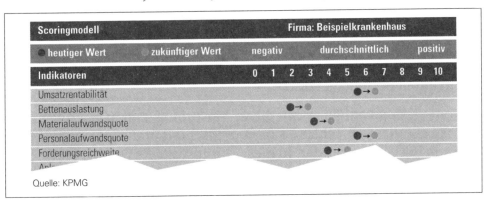

Zuordnung zu Grundstrategien

Nach Durchführung des Scoringverfahrens wird jedes Krankenhaus einer von vier Grundstrategien zugeordnet. Die Strategien definieren sich wie folgt:

Fortsetzung: Krankenhäuser dieser Strategie liegen bei allen analysierten Indikatoren mindestens im Durchschnitt der Stichprobe oder besser und haben somit mittelfristig keinen dringenden Optimierungsbedarf. Solche Häuser setzen Branchenstandards und können sich darauf konzentrieren, ihre gute Wettbewerbsposition auszubauen.

Optimierung: Krankenhäuser, die dieser Strategie zugeordnet werden, liegen bei einigen Indikatoren signifikant schlechter als der Durchschnitt. Auch diese Häuser haben regelmäßig noch eine gute Wettbewerbsposition. Um diese Wettbewerbsposition zukünftig sicher zu stellen, müssen sie sich kurz- bis mittelfristig in den identifizierten Bereichen verbessern. Die durchzuführenden Optimierungsmaßnahmen verändern die Struktur des Krankenhauses regelmäßig nicht grundlegend.

Sanierung: Zu sanierende Krankenhäuser sind solche, die bei der Mehrheit der Indikatoren schlechter als der Durchschnitt liegen. Diese Häuser sind regelmäßig nicht mehr ausreichend gut im Wettbewerb positioniert. Werden hier kurz- bis mittelfristig keine umfangreichen Verbesserungen in den relevanten Bereichen erzielt, sind diese Häuser mittel- bis langfristig in ihrem Bestand gefährdet.

Sicherung: Krankenhäuser mit dieser Einstufung sind in fast allen Indikatoren deutlich schlechter als der Durchschnitt und häufig mittelfristig in ihrem Bestand gefährdet. In diese Grundstrategie werden auch Krankenhäuser eingestuft, die externe Hilfe, z.B. in Form vertraglicher oder gesellschaftsrechtlicher Kooperationen, benötigen.

Jedes Krankenhaus wird über drei Stufen analysiert und auf dieser Grundlage einer definierten Grundstrategie zugeordnet.

Abbildung 3.1 f: Grundstrategien des Strategischen Analysemodells
für Krankenhausportfolios

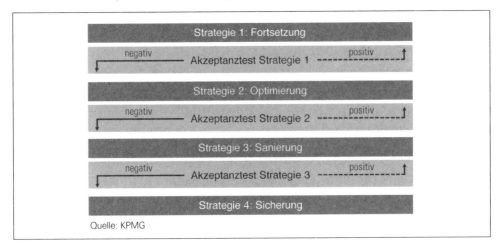

Quelle: KPMG

Auf der Grundlage des in der Datenanalyse integrierten Scoringverfahrens werden zunächst Stärken und Schwächen des Krankenhauses festgestellt. Anschließend werden in einem Benchmarkvergleich die signifikanten Schwächen im Vergleich zu den anderen Marktteilnehmern identifiziert und daraus Verbesserungspotenziale abgeleitet.

Die für jedes einzelne Krankenhaus ermittelte Grundstrategie sowie das dazugehörende Verbesserungspotenzial (z.B. in den Bereichen Erlöse, Leistungen, Aufwand, Personal, Investitionen) werden auf unterschiedlichen Ebenen aggregiert. Ermöglicht werden somit Aussagen zu verschiedenen Krankenhausgruppen (trägerbezogen, größenabhängig, regional).

3.2   Gesamtergebnis

Grundstrategien

21,3 Prozent der analysierten deutschen Krankenhäuser sind mittel- bis langfristig in ihrer Existenz gefährdet

Abbildung 3.2 a: Übersicht zu Grundstrategien für die analysierten deutschen Krankenhäuser in Prozent

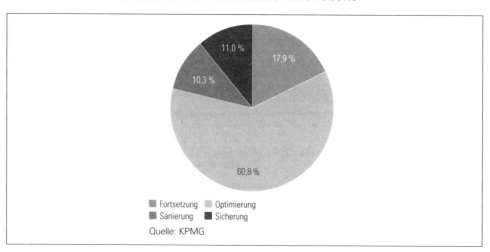

Quelle: KPMG

10,3 Prozent der analysierten Krankenhäuser entsprechen der Strategie Sanierung und 11,0 Prozent der Strategie Sicherung. Beide Strategien stufen Krankenhäuser als mittel- bis langfristig in ihrer Existenz gefährdet ein. Bei diesen Häusern besteht unmittelbarer Handlungsbedarf, um ihre Existenzsicherung zu gewährleisten. Bei den Häusern mit der Strategie Sicherung (11 Prozent) ist darüber hinaus davon auszugehen, dass zudem regelmäßig das Eingehen von engen vertraglichen Kooperationen oder häufiger noch die gesellschaftsrechtliche Integration in Konzernstrukturen erforderlich ist.

60,8 Prozent der analysierten deutschen Krankenhäuser werden der Strategie Optimierung zugeordnet. Die Wettbewerbsposition dieser Häuser ist als gut einzuschätzen; sie sind regelmäßig nicht in ihrem Bestand gefährdet. Dennoch ist bei dieser großen Gruppe von Krankenhäusern heute bereits erkennbar, dass kurz- bis mittelfristig Optimierungsmaßnahmen durchgeführt werden müssen, um die vorhandene Wettbewerbsposition auch zukünftig sicherzustellen.

17,9 Prozent der analysierten Krankenhäuser gehören zur Strategie Fortsetzung und sind damit gegenwärtig optimal aufgestellt. Sie können sich darauf konzentrieren, ihre sehr gute Wettbewerbsposition zu stabilisieren und auszubauen.

Krankenhäuser in privater Trägerschaft sind überwiegend wettbewerbsfähiger als freigemeinnützige und öffentliche

Abbildung 3.2 b: Grundstrategien der analysierten deutschen Krankenhäuser nach Trägern in Prozent

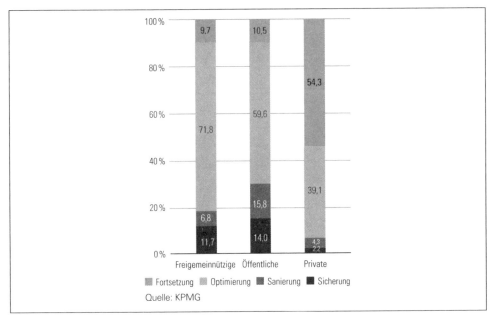

Beim Vergleich der Krankenhäuser nach Trägern zeigt sich ein deutlicher Unterschied der zugeordneten Grundstrategien.

Während bei den Privaten über die Hälfte (54,3 Prozent) der Häuser der Grundstrategie Fortsetzung zugeordnet wird, sind das bei den Freigemeinnützigen und den Öffentlichen jeweils nur um die 10 Prozent.

Im Gegensatz dazu werden bei den Öffentlichen fast einem Drittel (29,8 Prozent) der Häuser die Strategien Sanierung bzw. Sicherung zugeordnet. Beide Strategien stehen für mittel- bis langfristige Bestandsgefährdung. Bei den Freigemeinnützigen sind das immerhin knapp ein Fünftel (18,5 Prozent). Nur 6,5 Prozent der Privaten entsprechen kurz- bis mittelfristig im Bestand gefährdenden Strategien.

Die Strategie Optimierung wird bei den Freigemeinnützigen 71,8 Prozent, bei den Öffentlichen 59,6 Prozent der Häuser zugeordnet. Aber auch bei den Privaten besteht bei über einem Drittel der Häuser Optimierungspotenzial.

Die Analyse zeigt, dass Krankenhäuser privater Träger bei den analysierten Krankenhäusern deutlich besser für den Wettbewerb aufgestellt sind als Krankenhäuser anderer Träger.

Zwischen den Freigemeinnützigen und den Öffentlichen besteht ein signifikanter Unterschied hinsichtlich der Einstufung in die Strategie Sanierung oder Optimierung: Mehr als doppelt so viele Krankenhäuser mit öffentlichen Trägern werden im Vergleich zu den Freigemeinnützigen als Sanierungshaus eingestuft.

Krankenhäuser mit mehr als 800 Betten sind regelmäßig schlechter aufgestellt als Krankenhäuser zwischen 300 und 800 Betten.

Abbildung 3.2 c: Grundstrategien der analysierten deutschen Krankenhäuser nach Größenklassen in Prozent

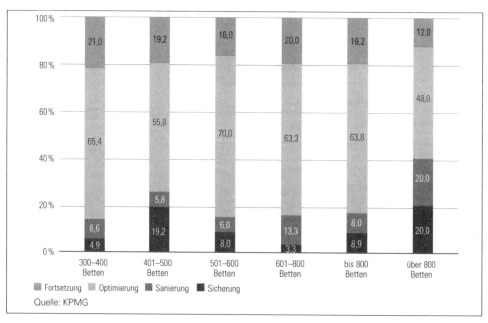

Auch der Vergleich der Krankenhäuser nach Größenklassen zeigt deutliche Unterschiede.

Krankenhäuser über 800 Betten sind schlechter eingestuft als Krankenhäuser zwischen 300 und 800 Betten.

Die Strategien Fortsetzung bzw. Optimierung werden bei den Häusern über 800 Betten 60 Prozent zugeordnet; 20 Prozent erhalten die Strategieeinstufung Sanierung und 20 Prozent Sicherung.

Krankenhäusern mit 300 bis 800 Betten werden die Strategien Fortsetzung und Optimierung in 83 Prozent der Fälle zugeordnet; 17 Prozent gelten als mittel- bis langfristig in ihrem Bestand gefährdet.

Eine genauere Analyse der deutschen Krankenhäuser mit über 800 Betten zeigt, dass innerhalb dieser Kategorie fast ausschließlich Krankenhäusern mit mehr als 1.000 Betten die Sicherungsstrategie zugewiesen wird. Es ist daher zu vermuten, dass sehr große Krankenhäuser aufgrund ihrer Komplexität schwerer steuerbar und damit anpassbar an sich verändernde Anforderungen sind als kleinere.

Öffentliche Krankenhäuser sind in der Größenklasse über 800 Betten deutlich überrepräsentiert.

Krankenhäuser in den Neuen Bundesländern sind im Bundesvergleich am besten aufgestellt; Krankenhäuser im Süden am schlechtesten

Abbildung 3.2 d: Grundstrategien der analysierten deutschen Kranken-häuser nach Regionen in Prozent

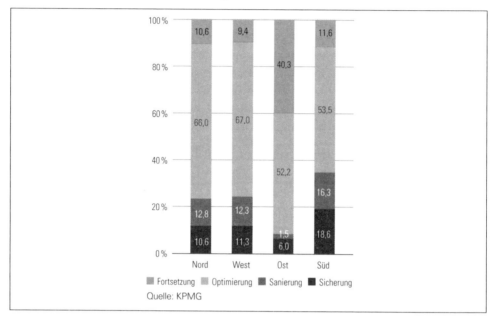

Quelle: KPMG

Der regionale Vergleich ergibt einen signifikanten Unterschied zwischen den Krankenhäusern in den Regionen Nord (Schleswig-Holstein, Ham-burg, Bremen, Niedersachsen), West (Nordrhein-Westfalen, Hessen, Reinland-Pfalz, Saarland), Ost (Mecklenburg-Vorpommern, Branden-burg, Berlin, Sachsen-Anhalt, Thüringen, Sachsen) sowie Süd (Bayern, Baden-Württemberg). Innerhalb dieser Regionen ergeben sich weitere Unterschiede.

Auffällig ist, dass über 92,5 Prozent der Krankenhäuser der Region Ost die Strategie Fortsetzung bzw. Optimierung zugeordnet werden. Wesent-liche Ursachen hierfür liegen in den im Vergleich zu den alten Bundes-ländern höheren Investitionsquoten, geringeren Personalaufwendungen (weniger Vollkräfte, geringere Personalkosten je Vollkraft) und höheren Veränderungsraten, was schließlich zu vergleichsweise höheren Um-satzrentabilitäten führt.,

Hingegen werden fast 40 Prozent der Krankenhäuser der Region Süd in die Strategiekategorien Sanierung bzw. Sicherung eingestuft. Gründe hierfür liegen insbesondere in einer gegenüber dem Bundesdurchschnitt höheren Personalaufwandsquote (mehr Vollkräfte, höhere Personalaufwendungen je Vollkraft) und dadurch geringeren Umsatzrentabilitäten.

Die Regionen Nord und West gleichen sich stark. Die Einstufungen entsprechen etwa dem bundesdeutschen Durchschnitt bereinigt um die Region Ost.

Verbesserungspotenziale

Potenziale zur Verbesserung der Wettbewerbsposition finden sich bei den Krankenhäusern mit der Grundstrategie Optimierung hauptsächlich in den Bereichen Personal, Material und Auslastung

Abbildung 3.2 e: Optimierungspotenziale der analysierten deutschen Krankenhäuser mit der Grundstrategie Optimierung in Prozent

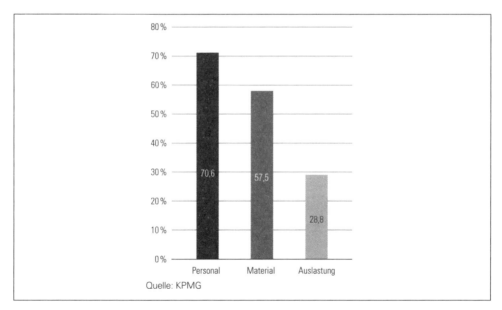

Quelle: KPMG

Nach wie vor liegt bei den analysierten Krankenhäusern mit der Strategiekategorie Optimierung das größte Potenzial zur Verbesserung der Wettbewerbsfähigkeit im Bereich Personal. Für 70,6 Prozent aller Krankenhäuser mit der Grundstrategie Optimierung leiten sich Maßnahmen für den Bereich Personal ab.

Dabei konzentrieren sich die Überlegungen keineswegs vordergründig auf den weiteren Abbau von Stellen. In vielen Krankenhäusern ist die Personaldecke bereits in den vergangenen Jahren erkennbar reduziert worden. Verstärkt geht es um den effizienteren Einsatz von qualifiziertem Personal etwa durch verbesserte Prozessorganisation, qualifikationsgerechten Personaleinsatz und leistungsorientierte Vergütung.

Für 57,5 Prozent der Krankenhäuser, die der Strategie Optimierung zugeordnet werden, sind Maßnahmen im Bereich Material erforderlich. Im Wesentlichen geht es hierbei um die Reduzierung von medizinischem Bedarf, Lebensmitteln, Wasser, Energie, Brennstoffen sowie Wirtschaftsbedarf. Nach wie vor nutzen hier viele Krankenhäuser nicht alle Möglichkeiten. Potenziale sind unter anderem in der verbesserten Organisation von klinischen und nichtklinischen Prozessen, dem Gebäudemanagement, der Reduzierung von Einkaufssortimenten aber auch in der Verhandlung von Einkaufspreisen unter Nutzung moderner Formen der Einkaufsorganisation erkennbar.

Schließlich sind bei 28,8 Prozent der Krankenhäuser der Strategiekategorie Optimierung Maßnahmen zur Verbesserung der Auslastung erforderlich. Hierbei geht es nach wie vor um die Reduzierung von Verweildauern und die bessere Auslastung von Kapazitäten.

Bei der Grundstrategie Sanierung liegen die Potenziale neben den Bereichen Personal, Material und Auslastung bei den analysierten Krankenhäusern in den Bereichen Erlöse und Investitionen

Abbildung 3.2 f: Potenziale der analysierten deutschen Krankenhäuser mit Grundstrategie Sanierung in Prozent

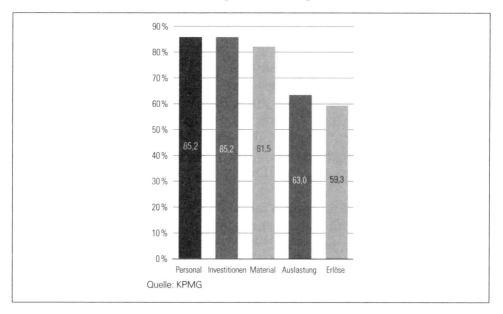

Quelle: KPMG

Neben den beschriebenen Bereichen Personal, Material und Auslastung, für die auch bei der überwiegenden Anzahl der mit der Grundstrategie Sanierung eingestuften Krankenhäuser Maßnahmen erforderlich werden, sind häufig Sanierungsmaßnahmen in den Bereichen Investitionen und Erlöse durchzuführen.

85,2 Prozent der in die Grundstrategie Sanierung eingestuften Krankenhäuser müssen Maßnahmen im Bereich Investitionen vornehmen. Im Wesentlichen handelt es sich um Häuser, die in den letzten Jahren nicht ausreichend Investitionen in Gebäude und medizinische Geräte getätigt haben und daher einen überdurchschnittlich hohen Anlagenabnutzungsgrad aufweisen. Die Ursachen hierfür sind vielfältig; nicht zuletzt spiegelt sich bei diesen Krankenhäusern der bekannte Investitionsstau in besonderem Maße wider.

In der Regel haben diese Krankenhäuser aufgrund ihrer veralteten Infrastruktur in der Folge auch vergleichsweise niedrige Erlöse (z.B. aufgrund der Nichtabdeckung bestimmter medizinischer Leistungen oder des Mangels an Spitzenpersonal) bei gleichzeitig überdurchschnittlichen Aufwendungen (z.B. für Energie, Instandhaltung), was sich schließlich in einer unterdurchschnittlichen Rentabilität und auch Finanzmittelausstattung zeigt. Letzteres führt wiederum dazu, dass dem überdurchschnittlich hohen Investitionsbedarf nur unzureichendes Eigenkapital gegenüber steht.

Bei der Durchführung der Sanierung geht es damit bei diesen Häusern im Bereich Investitionen erstens um die rasche Entwicklung eines Investitionskonzeptes unter strenger Berücksichtigung von Rentabilitätsüberlegungen und zweitens um die Generierung von entsprechendem Kapital in Form von Fördermitteln und Fremdkapital. Da Fördermittel im Allgemeinen nicht ausreichend und auch nicht fristgerecht vorhanden sind, wird verzinsliches Fremdkapital eine wichtige Komponente des Finanzierungskonzeptes darstellen.

Zu berücksichtigen ist, dass die auf dieses Fremdkapital entfallenden Zinsen im System der dualen Finanzierung eigentlich nicht vorgesehen sind. Sie werden daher durch die Entgelte für die Leistungen im Rahmen des Erlösbudgets regelmäßig nicht gedeckt. Die Zinsen müssen durch entsprechend herausragende Effizienzgewinne infolge der Investitionen erwirtschaftet werden. Das ist bei der Investitionsrechnung zu berücksichtigen.

Ein weiterer Bereich zur Sanierung der entsprechend eingestuften Krankenhäuser sind Maßnahmen zur Steigerung der Erlöse über die traditionellen Krankenhausleistungen hinaus. Beispiele wurden unter Abschnitt 2.5 genannt. Auch hier haben es die betrachteten Krankenhäuser besonders schwer, da in der Regel Zusatzleistungen mit zusätzlichen Investitionen und Personalaufwendungen für entsprechend qualifiziertes ärztliches und pflegerisches Personal verbunden sind. Hierfür wird wiederum ausreichend Kapital benötigt.

3.3   Detailbetrachtungen

Ausgehend von den Thesen, Grundstrategien und Verbesserungspotenzialen werden im Folgenden Detailergebnisse dargestellt, die geeignet sind, Tendenzen für Gruppen von Krankenhäusern abzuleiten.

Aufgrund der Systematik der hier vorgenommenen Analysen, die auf der Ebene jedes einzelnen Krankenhauses und nicht über die hier dargestellten Gruppen erfolgte, kann nicht für jeden Indikator eine Auswertung nach diesen Gruppen sinnvoll vorgenommen werden. Beispiel: Es gibt keinen signifikanten Unterschied zwischen Trägern, Größenklassen oder Bundesländern hinsichtlich der Qualität der Behandlung, es gibt aber sehr wohl einen zwischen einzelnen Krankenhäusern.

Bei der Detailauswertung wird auf folgende Fragenkomplexe eingegangen:
* Infrastruktur
* Wirtschaftlichkeit
* Wettbewerbsumfeld
* Rechnungswesen

Als Gruppen werden betrachtet
* Trägerklassen (öffentlich, freigemeinnützig, privat)
* Bundesländer
* Größenklassen (300 bis 800 und über 800 Betten)

Als Werte werden dargestellt:
* Oberes Quartil (= mittlerer Wert der oberen Hälfte der Verteilung; entspricht dem Grenzwert des oberen Viertels)
* Mittelwert (= mittlerer Wert der Verteilung; entspricht dem Median der Verteilung)
* Unteres Quartil (= mittlerer Wert der unteren Hälfte der Verteilung; entspricht dem Grenzwert des unteren Viertels)

Die Aussagen sollen Krankenhäusern dazu dienen, Entwicklungstendenzen aufgrund ihrer Gruppenzuordnung erkennen und individuelle Handlungsoptionen ableiten zu können.

Da es sich hierbei jedoch um grundsätzliche Aussagen handelt, ist im Einzelfall immer die individuelle Situation des Krankenhauses maßgebend.

Infrastruktur

Eine erste wichtige Grundlage für die Zukunftsfähigkeit eines Krankenhauses bildet eine moderne Infrastruktur. Zur Infrastruktur zählen Gebäude, bauliche Anlagen, technische Anlagen, Einrichtung und Ausstattung. Krankenhäuser, die in diesem Sinne modern ausgestattet sind, haben bessere Voraussetzungen für ihre zukünftige wirtschaftliche Tätigkeit. In der Tendenz können sie ihre Leistungen auf einem höheren Qualitätsniveau anbieten und wirtschaftlicher erbringen. Krankenhäuser mit weniger moderner Infrastruktur sind hier im Nachteil und müssen um wettbewerbsfähig zu bleiben beziehungsweise zu werden, Investitionen in ihre Infrastruktur vornehmen. Das kostet Zeit und erfordert Kapital.

Zur Beschreibung der Infrastruktur werden im Folgenden die Indikatoren Anlagenabnutzungsgrad und Investitionsquote nach Trägern und Bundesländern ausgewertet. Die Auswertung nach Größenklassen ergibt kaum signifikante Unterschiede.

Der Anlagenabnutzungsgrad – als Verhältnis von kumulierten Abschreibungen zu Sachanlagevermögen bewertet mit historischen Anschaffungskosten – ist ein guter Indikator für die Modernität der Infrastruktur zum Zeitpunkt der Untersuchung. Ein hoher Anlagenabnutzungsgrad deutet darauf hin, dass die Infrastruktur eines Krankenhauses veraltet ist. Ein niedriger Anlagenabnutzungsgrad hingegen ist ein Indikator dafür, dass in den vergangenen Jahren umfangreiche Investitionen in eine moderne Infrastruktur des Krankenhauses erfolgt sind. Der Anlagenabnutzungsgrad über alle analysierten deutschen Krankenhäuser beträgt im Durchschnitt 52,33 Prozent, im unteren Quartil 42,72 Prozent und im oberen Quartil 63,14 Prozent.

Die Investitionsquote – als Verhältnis von Nettoinvestitionen (Zugänge – Abgänge) zu Sachanlagevermögen bewertet mit historischen Anschaffungskosten – ist eine stichtagsbezogene Größe und zeigt an, auf welchem Niveau im Betrachtungsjahr Investitionen in das Sachanlagevermögen getätigt wurden. Eine hohe Investitionsquote deutet an, dass das Krankenhaus an der Verbesserung seiner Infrastruktur für die Zukunft arbeitet. Die Investitionsquote über alle analysierten deutschen Krankenhäuser beträgt im Durchschnitt 4,54 Prozent, im unteren Quartil 2,30 Prozent und im oberen Quartil 8,25 Prozent.

Die durchschnittliche Investitionsquote von 4,54 Prozent über alle analysierten deutschen Krankenhäuser wäre bei einer durchschnittlichen
Abschreibungsquote von 4,24 Prozent über alle analysierten Krankenhäuser bei Fortsetzung dieser Investitionsquote ausreichend, um die Infrastruktur der Krankenhäuser über alle analysierten Krankenhäuser zu
erhalten. Im Einzelfall gibt es jedoch viele Krankenhäuser, die unterhalb
dieser Investitionsquote liegen; die Infrastruktur dieser Krankenhäuser
würde sich bei Fortsetzung der niedrigeren Investitionsquote mittel- bis
langfristig verschlechtern. Betroffen hiervon sind besonders öffentliche
Krankenhäuser. Auch regional gibt es Schwerpunkte.

Der Trägervergleich der analysierten deutschen Krankenhäuser zur Infrastruktur zeigt: Die privaten Krankenhäuser weisen regelmäßig gegenüber
freigemeinnützigen und öffentlichen eine deutlich modernere Infrastruktur
auf, darüber hinaus geben sie regelmäßig erheblich mehr für die Erhaltung
bzw. Verbesserung ihrer Infrastruktur aus als die anderen Trägergruppen.
Die freigemeinnützigen Krankenhäuser investieren zwar im Durchschnitt
weniger als die privaten, liegen bei den Investitionen aber deutlich über den
öffentlichen und auch deutlich über dem Branchendurchschnitt. Die freigemeinnützigen Krankenhäuser verbessern bei Fortsetzung dieser Trends in
Bezug auf die Infrastruktur ihre Wettbewerbsposition.

*Abbildung 3.3 a: Anlagenabnutzungsgrad der analysierten deutschen
Krankenhäuser nach Trägern in Prozent*

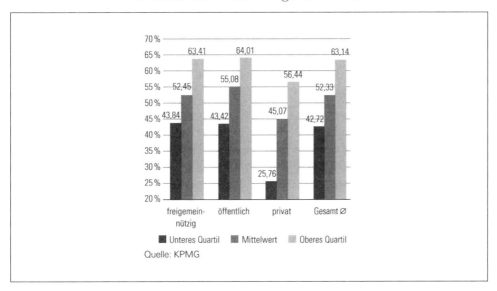

Private Krankenhäuser haben einen wesentlich geringeren Anlagenabnutzungsgrad als öffentliche und freigemeinnützige. Der Unterschied des Anlagenabnutzungsgrades zwischen privaten und öffentlichen Trägern beträgt über 10 Prozentpunkte. Das untere Quartil, also das beste Viertel der privaten Krankenhäuser, hat einen Anlagenabnutzungsgrad von nur 25,76 Prozent, das untere Quartil der öffentlichen weist hingegen einen Anlagenabnutzungsgrad von 43,42 Prozent auf. Jedoch gibt es auch öffentliche Krankenhäuser, die einen ähnlichen Anlagenabnutzungsgrad haben wie der Durchschnitt der privaten.

Es wird deutlich, dass die privaten Krankenhäuser regelmäßig eine modernere Infrastruktur vorhalten als die öffentlichen und freigemeinnützigen. Zwischen den öffentlichen und freigemeinnützigen Krankenhäusern gibt es in Bezug auf den Anlagenabnutzungsgrad nur geringe Unterschiede.

Betrachtet man die aktuelle Investitionsquote von 2007 nach Trägern, also die Quote, die anzeigt, wie intensiv in die zukünftige Erhaltung beziehungsweise Verbesserung der Infrastruktur investiert wird, dann zeigt sich folgendes Bild:

Abbildung 3.3 b: Investitionsquote der analysierten deutschen Krankenhäuser nach Trägern in Prozent

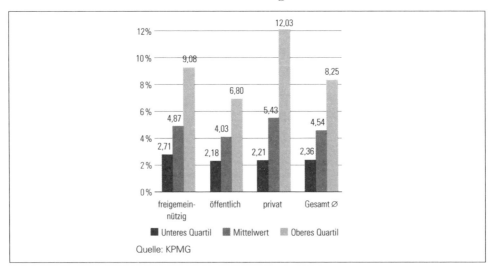

Obwohl die öffentlichen Krankenhäuser die im Trägervergleich höchste Abnutzung ihrer Infrastruktur aufweisen, liegen deren Investitionsquoten am niedrigsten. Öffentliche Krankenhäuser haben im Durchschnitt des Jahres 2007 eine um 1,4 Prozentpunkte niedrigere Investitionsquote als die privaten. Das bedeutet, dass sich der Abstand des durchschnittlichen öffentlichen Krankenhauses zum privaten Wettbewerber in der Zukunft vergrößern wird, sollte sich dieser Trend fortsetzen.

Die freigemeinnützigen Krankenhäuser investieren zwar im Durchschnitt und auch in den oberen Werten weniger als die privaten, im Vergleich zu den öffentlichen Krankenhäusern sind die Investitionen jedoch deutlich höher.

Der Ländervergleich der analysierten deutschen Krankenhäuser zur Infrastruktur zeigt: Krankenhäuser in den neuen Bundesländern einschließlich Berlin haben im bundesdeutschen Vergleich durchschnittlich die modernere Infrastruktur. Nur wenige Bundesländer mit überdurchschnittlich schlechten Anlageabnutzungsgraden lassen erkennen, dass sie derzeit versuchen, den Wettbewerbsnachteil in Bezug auf die Infrastruktur durch überdurchschnittlich hohe Investitionsquoten, aufzuholen.

Abbildung 3.3 c: Anlagenabnutzungsgrad der analysierten deutschen Krankenhäuser nach Bundesländern in Prozent

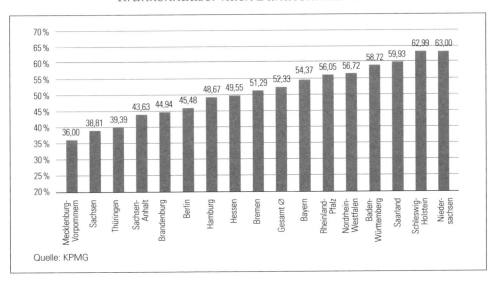

Vergleicht man den Anlagenabnutzungsgrad der Krankenhäuser nach Bundesländern, ergibt sich ein deutlicher Unterschied zwischen den alten und neuen Bundesländern.

Alle neuen Bundesländer einschließlich Berlin haben einen geringeren Anlagenabnutzungsgrad als das Bundesland mit dem niedrigsten Anlagenabnutzungsgrad in den alten Bundesländern. Das bedeutet, dass die Krankenhäuser in den neuen Bundesländern im Durchschnitt eine bessere Infrastruktur haben als die Krankenhäuser der alten Bundesländer.

Innerhalb der alten Bundesländer liegen Hamburg, Bremen und Hessen über dem bundesdeutschen Durchschnitt. Alle anderen alten Bundesländer haben einen höheren Anlagenabnutzungsgrad als der bundesdeutsche Durchschnitt. An letzter Stelle stehen die Bundesländer Niedersachsen und Schleswig-Holstein.

Abbildung 3.3 d: Investitionsquote der analysierten deutschen Krankenhäuser nach Bundesländern in Prozent

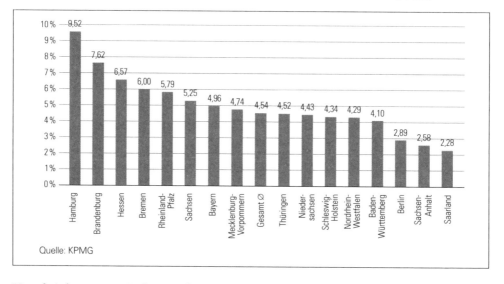

Quelle: KPMG

Vergleicht man Anlagenabnutzungsgrad und Investitionsquote nach Bundesländern zeigt sich, dass nicht regelmäßig die Bundesländer mit den schlechtesten Anlageabnutzungsgraden die höchsten Investitionsquoten haben. Dies wäre aber erforderlich, damit die Krankenhäuser mit einer unterdurchschnittlich modernen Infrastruktur ihren Rückstand aufholen können.

Die Krankenhäuser der Bundesländer mit überdurchschnittlich schlechten Anlagenabnutzungsgraden haben bis auf Bayern und Rheinland-Pfalz gleichzeitig unterdurchschnittliche Investitionsquoten und liegen hier ebenfalls auf den hinteren Plätzen. Zu nennen sind: Niedersachsen, Schleswig-Holstein, Nordrhein-Westfalen, Baden-Württemberg und das Saarland.

Andererseits haben viele Krankenhäuser der Bundesländer mit überdurchschnittlich gutem Anlagenabnutzungsgrad auch überdurchschnittlich hohe Investitionsquoten. Dies betrifft: Hamburg, Brandenburg, Hessen, Bremen, Sachsen, Mecklenburg-Vorpommern.

Wirtschaftlichkeit

Die zweite wichtige Grundlage für die Zukunftsfähigkeit eines Krankenhauses bildet die Fähigkeit, unter gegebenen Umständen wirtschaftlich tätig zu sein.

Nur Krankenhäuser mit deutlich positiven Jahresergebnissen sind mittel- und langfristig in der Lage, den steigenden Qualitätsanforderungen zu entsprechen, ihr Leistungsspektrum gemäß der sich verändernden Nachfrage anzupassen, gutes Personal zu beschäftigen, Kostensteigerungen auszugleichen, innovativ zu sein und langfristig die erforderlichen Mittel für Ersatz- und Erweiterungsinvestitionen zu erwirtschaften.

Die Umsatzrentabilität – als Verhältnis des Jahresergebnisses zu den Umsatzerlösen – ist einer der aussagefähigsten hoch aggregierten Indikatoren für die Wirtschaftlichkeit eines Krankenhauses. Eine überdurchschnittlich hohe Umsatzrentabilität zeigt an, dass entweder die erzielten Erlöse für die erbrachten Leistungen überdurchschnittlich sind oder die hierfür erforderlichen Produktionsfaktoren überdurchschnittlich effizient eingesetzt wurden. Die Umsatzrentabilität über alle analysierten deutschen Krankenhäuser beträgt im Durchschnitt 0,99 Prozent, im unteren Quartil 0,09 Prozent und im oberen Quartil 2,86 Prozent.
Die Umsatzrentabilität wird wesentlich beeinflusst durch die Erlössituation des Krankenhauses, die Personal- und Sachkosten sowie die Auslastung der vorhandenen Kapazitäten.

Die Erlössituation wird durch den Indikator Umsatzerlöse je Belegungstag repräsentiert. Die Umsatzerlöse je Belegungstag sind derzeit noch sehr stark abhängig von den jeweiligen Basisfallwerten der Bundesländer. Der durchschnittliche Wert der Umsatzerlöse je Belegungstag bei den analysierten Krankenhäusern beträgt Euro 428,04 das obere Quartil Euro 496,55 und das untere Quartil Euro 383,97.

Die Personalkosten werden durch die Indikatoren Personalaufwandsquote, Vollkräfte je Bett und Personalaufwand je Vollkraft beschrieben.

Die Personalaufwandsquote – Verhältnis von Personalaufwand zu Betriebsleistung – ist aufgrund der hohen Personalintensität der Krankenversorgung ein entscheidender Indikator für die Wirtschaftlichkeit eines Krankenhauses. Eine im Vergleich zu hohe Personalaufwandsquote ist ein deutliches Indiz für eine zu hohe Personalausstattung und / oder Prozessineffizienzen. Der Durchschnitt beträgt 59,44 Prozent, das untere Quartil 54,98 Prozent und das obere Quartil 63,75 Prozent. Dabei sind auch extreme Werte zu erkennen: Einige der analysierten Krankenhäuser weisen Personalaufwandsquoten von über 70 Prozent auf, während andere Krankenhäuser Personalaufwandsquoten von unter 40 Prozent aufweisen.

Der Indikator Vollkräfte je Bett – als Verhältnis der Anzahl der Vollkräfte zur Bettenanzahl – ist ein guter Maßstab für die Höhe der Personalausstattung eines Krankenhauses. Da die Personalausstattung insbesondere stark von der Fallschwere abhängt, ist es sinnvoll, diesen Indikator im Zusammenhang mit dem durchschnittlichen Fallschweregrad eines Krankenhauses zu betrachten. Die Analyse des Indikators Vollkräfte je Bett zeigt deutliche Unterschiede zwischen einzelnen Krankenhäusern. So weisen einige Krankenhäuser eine Personalausstattung von nur knapp über einer Vollkraft je Bett auf, während andere mehr als zwei Vollkräfte je Bett beschäftigen. Der Durchschnittswert liegt bei 1,51, das untere Quartil bei 1,31 und das obere Quartil bei 1,73 Vollkräften je Bett.

Der dritte im Bereich des Personalaufwandes betrachtete Indikator ist der Personalaufwand je Vollkraft – als Verhältnis von Personalaufwand zu Anzahl der Vollkräfte. Dieser Indikator zeigt an, wie hoch die Aufwendungen für eine durchschnittliche Vollkraft im Jahr sind. Dies lässt Schlüsse auf die Personalstruktur sowie auf das Vergütungsniveau des Krankenhauses zu und ist letztendlich auch ein guter Vergleichsmaßstab für den effizienten Einsatz von Personal. Der Durchschnitt beträgt 52.200 Euro pro Jahr und Mitarbeiter/in, das obere Quartil 55.170 Euro, das untere Quartil 46.960 Euro.

Die Sachkosten werden anhand des Indikators Materialaufwandsquote – als Verhältnis von Materialaufwand zur Betriebsleistung – ausgewertet. Die Materialaufwandsquote sollte vergleichsweise niedrig sein. Ein bei gleicher Fallschwere vergleichsweise hoher Wert deutet auf mengen- und preismäßig zu hohen Materialeinsatz und/oder ungünstige Beschaffungsprozesse und -konditionen hin. Die Materialaufwandsquote weicht zwischen den Krankenhäusern ebenfalls stark ab. Der Durchschnittswert liegt bei 25,01 Prozent, das untere Quartil bei 21,86 Prozent, das obere Quartil bei 27,80 Prozent. Der Abstand des oberen vom unteren Quartil bezogen auf die analysierten Krankenhäuser beträgt somit knapp sechs Prozentpunkte.

Hinsichtlich der Auslastung vorhandener Kapazitäten werden die Indikatoren Bettenauslastung und Verweildauer ausgewertet.

Bei der Bettenauslastung werden die tatsächlichen Belegungstage ins Verhältnis zu den kapazitätsbezogenen, realisierbaren Belegungstagen gesetzt (Belegungstage / Bettenanzahl × 365 Tage). Eine vergleichsweise hohe Bettenauslastung ist als positiv zu bewerten, da eine gute Nutzung vorhandener Kapazitäten erfolgt. Der Durchschnittswert der analysierten Krankenhäuser beträgt 75,90 Prozent, das obere Quartil 80,43 Prozent und das untere Quartil 72,19 Prozent.

Die Verweildauer gibt an, wie lange sich ein Patient im Durchschnitt im Krankenhaus aufhält. Hier ist ein niedriger Wert als positiv zu betrachten, da ein vergleichsweise langer Aufenthalt bei gleicher Fallschwere keine oder nur äußerst geringe Mehreinnahmen herbeiführt. Der Durchschnittswert der analysierten Krankenhäuser beträgt 7,57 Tage, das obere Quartil 8,41 Tage und das untere Quartil 6,96 Tage.

Aus dem Trägervergleich wichtiger Indikatoren der Wirtschaftlichkeit ergibt sich ein klarer Wettbewerbsvorteil für private Krankenhäuser. Dieser Vorteil der privaten ergibt sich dabei nicht aus der Erlössituation, sondern ist eindeutig auf einen im Vergleich zu den anderen Trägern effizienteren Einsatz von Produktionsfaktoren zurückzuführen.

Faktor Arbeit: Private haben im Vergleich zu den öffentlichen und freigemeinnützigen Krankenhäusern durchschnittlich deutlich niedrigere Personalaufwandsquoten bei nahezu gleichem Personalaufwand je Vollkraft. Die Anzahl der Vollkräfte je Bett ist zwar deutlich geringer als bei den öffentlichen Krankenhäusern, weist jedoch im Vergleich zu den freigemeinnützigen denselben Wert auf. Faktor Kapital: Bei der Materialaufwandsquote liegen die privaten ebenfalls deutlich besser als die anderen Trägergruppen. Den letzten Platz belegen hier die freigemeinnützigen. Schließlich haben die privaten die höchste Bettenauslastung und das bei einer im Vergleich zu den anderen Trägern etwa ähnlichen Verweildauer.

An zweiter Stelle stehen mit deutlichem Abstand zu den privaten die freigemeinnützigen Krankenhäuser. Gegenüber den öffentlichen Krankenhäusern besteht ein geringer Vorteil in Bezug auf die Personalaufwandsquote und eine deutlich geringere Anzahl an Vollkräften je Bett. Bezüglich des Personalaufwands je Vollkraft, der Materialaufwandsquote, der Bettenauslastung und der Verweildauer unterscheiden sich freigemeinnützige kaum von den öffentlichen Krankenhäusern.

Die öffentlichen Krankenhäuser stehen in Bezug auf die Wirtschaftlichkeit an dritter Stelle.

Abbildung 3.3 e: Umsatzrentabilität der analysierten deutschen Krankenhäuser nach Trägern in Prozent

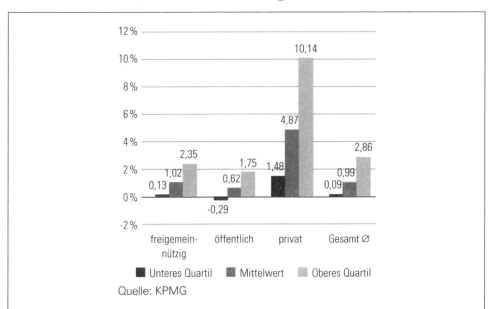

Quelle: KPMG

Die privaten Krankenhäuser erwirtschaften gegenüber freigemeinnützigen und öffentlichen Krankenhäusern in der Tendenz deutlich höhere Umsatzrentabilitäten. Bei Krankenhäusern in privater Trägerschaft liegt der Mittelwert der Umsatzrentabilität bei rund 4 Prozent, bei freigemeinnützigen bzw. öffentlichen um 1 Prozent beziehungsweise darunter.

Von den öffentlichen Krankenhäusern erwirtschaftet etwa ein Viertel Jahresfehlbeträge. Bei den freigemeinnützigen sind dies etwa 18 Prozent, bei den privaten 10 Prozent.

Abbildung 3.3 f: Umsatzerlöse je Belegungstag der analysierten deutschen Krankenhäuser in Euro

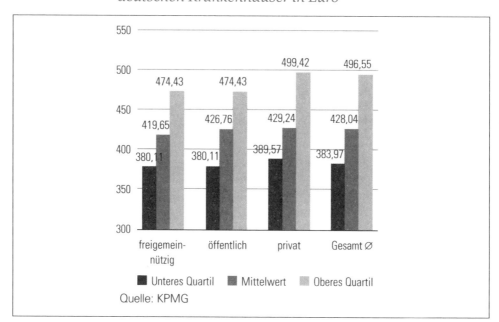

Quelle: KPMG

Im Trägervergleich der Umsatzerlöse je Belegungstag sind nur geringe Unterschiede zu erkennen. Private Krankenhäuser weisen etwas höhere Erlöse je Berechnungstag als öffentliche und freigemeinnützige Krankenhäuser auf. Die Erlöse der öffentlichen Krankenhäuser liegen etwas über den der freigemeinnützigen. Die bereits dargestellten deutlichen Abweichungen der Rentabilitäten von freigemeinnützigen, öffentlichen und privaten Trägern sind demnach nicht primär auf die Höhe der Umsatzerlöse je Belegungstag zurückzuführen.

Abbildung 3.3 g: Personalaufwandsquote der analysierten deutschen Krankenhäuser nach Trägern in Prozent

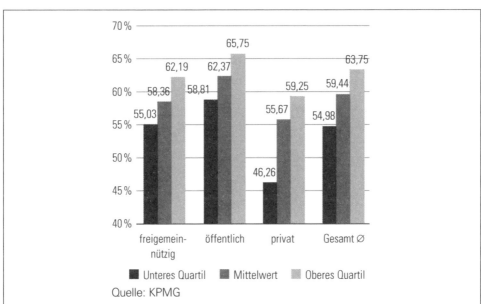

Private Krankenhäuser haben deutlich geringere Personalaufwands-quoten als öffentliche und freigemeinnützige. Die öffentlichen Kranken-häuser wiederum haben höhere Personalaufwandsquoten als die freige-meinnützigen.

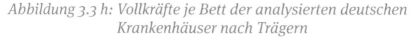

Abbildung 3.3 h: Vollkräfte je Bett der analysierten deutschen Krankenhäuser nach Trägern

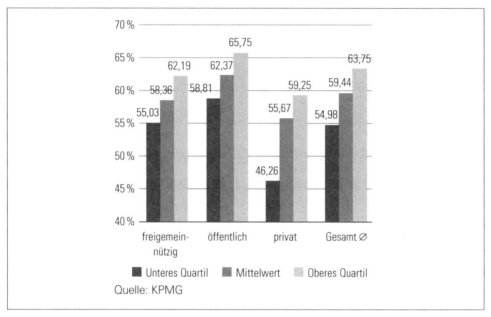

Private und freigemeinnützige Krankenhäuser haben mit jeweils rund 1,45 Vollkräften je Bett im Durchschnitt fast die gleiche Personalausstattung. Öffentliche Häuser weichen von dieser Größe deutlich um etwa 10 Prozent nach oben ab.

Abbildung 3.3 i: Personalaufwand je Vollkraft der analysierten
deutschen Krankenhäuser nach Trägern in TEuro

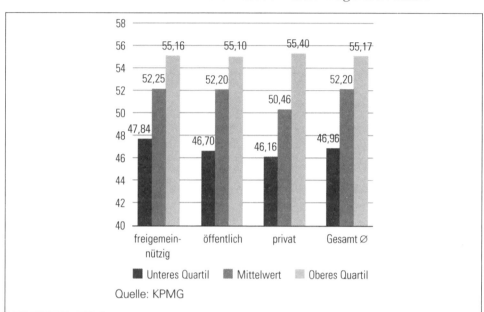

Quelle: KPMG

Die Unterschiede zwischen den drei Trägergruppen hinsichtlich der durchschnittlichen Personalkosten sind dagegen gering. Die Personalkosten je Vollkraft der privaten Krankenhäuser liegen um etwa 3 Prozent unter den Kosten der anderen Träger.

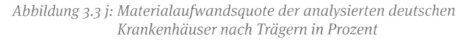

Abbildung 3.3 j: Materialaufwandsquote der analysierten deutschen Krankenhäuser nach Trägern in Prozent

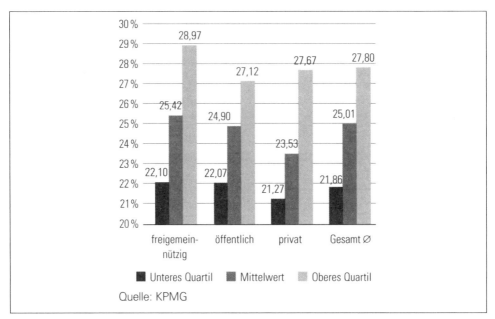

Private Krankenhäuser haben eine gegenüber freigemeinnützigen und öffentlichen Krankenhäusern deutlich niedrigere Materialaufwandsquote.

Abbildung 3.3 k: Bettenauslastung der analysierten deutschen Krankenhäuser nach Trägern in Prozent

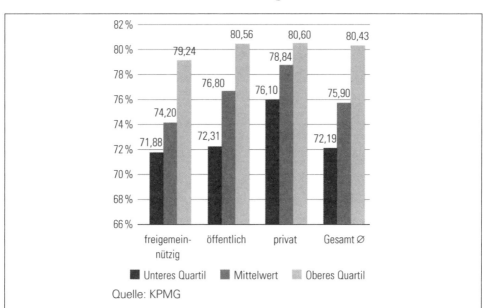

Quelle: KPMG

Die Betrachtung der Bettenauslastung nach Trägerschaften zeigt, dass die privaten Krankenhäuser mit 78,8 Prozent im Mittel die höchste Bettenauslastung haben, gefolgt von öffentlichen und freigemeinnützigen Häusern.

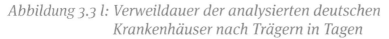

Abbildung 3.3 l: Verweildauer der analysierten deutschen Krankenhäuser nach Trägern in Tagen

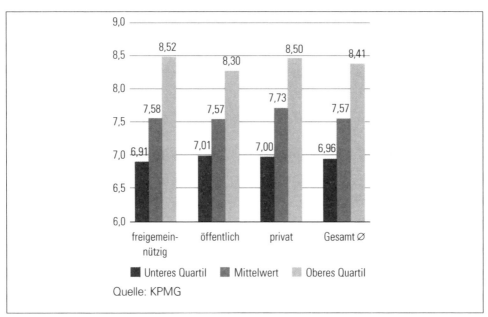

Die Auswertung der Verweildauer nach Trägerschaft zeigt nur geringe Unterschiede. Private Krankenhäuser haben bei einer höheren Verweildauer eine geringfügig höhere Bettenauslastung.

Der Ländervergleich in Bezug auf die Wirtschaftlichkeit zeigt im Durchschnitt der analysierten Krankenhäuser einen eindeutigen Wettbewerbsvorteil der neuen Bundesländer einschließlich Berlin. Innerhalb der alten Bundesländer liegt der Süden (Bayern und Baden-Württemberg) an letzter Stelle. Gründe hierfür sind überdurchschnittlich hohe Personal- und Materialaufwendungen, aber auch unterdurchschnittliche Auslastungszahlen im Süden.

Insbesondere beim Personalaufwand haben die Krankenhäuser in den neuen Bundesländern einschließlich Berlin deutliche Wettbewerbsvorteile gegenüber den Krankenhäusern der alten Bundesländer. Der Hauptgrund hierfür liegt in dem deutlich geringeren Personalaufwand je Vollkraft, aber auch in der geringeren Anzahl der Vollkräfte je Bett.

Abbildung 3.3 m: Umsatzrentabilität der analysierten deutschen Krankenhäuser nach Bundesländern in Prozent

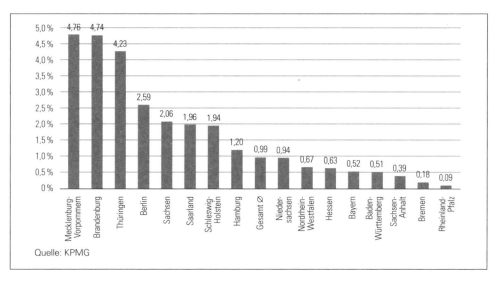

Auch in Bezug auf die Umsatzrentabilität lassen sich Unterschiede zwischen den Bundesländern erkennen: Die höchsten durchschnittlichen Umsatzrentabilitäten haben die analysierten Krankenhäuser von Mecklenburg-Vorpommern (4,76 Prozent), Brandenburg (4,74 Prozent) und Thüringen (4,23 Prozent). Die analysierten Krankenhäuser der Bundesländer Rheinland-Pfalz (0,09 Prozent) und Bremen (0,10 Prozent) haben im Durchschnitt die geringsten Umsatzrentabilitäten.

Es liegen deutliche Unterschiede zwischen den alten und den neuen Bundesländern einschließlich Berlin vor: Während die alten Bundesländer eine durchschnittliche Umsatzrentabilität von etwa 0,7 Prozent aufweisen, liegt diese in den neuen Bundesländern einschließlich Berlin bei etwa 2,2 Prozent.

Abbildung 3.3 n: Umsatzerlöse je Belegungstag der analysierten deutschen Krankenhäuser und Basisfallwert nach Bundesländern in Euro

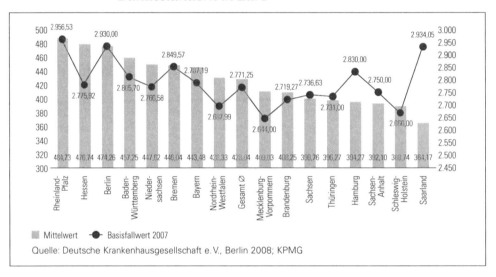

Quelle: Deutsche Krankenhausgesellschaft e. V., Berlin 2008; KPMG

Anders als beim Trägervergleich unterscheiden sich die Umsatzerlöse je Belegungstag im Ländervergleich deutlich. Eine wesentliche Ursache ist der unterschiedliche Landesbasisfallwert. Ein hoher Landesbasisfallwert steht für einen hohen Preis je Leistungseinheit und führt tendenziell zu hohen Erlösen je Berechnungstag.

In der Einzelanalyse zeigt sich jedoch, dass weitere Faktoren (z.B. Umfang der Bewertungsrelationen) die Umsatzerlöse je Belegungstag zu beeinflussen scheinen, da nicht alle analysierten Krankenhäuser der Bundesländer mit hohem Basisfallwert auch vergleichsweise hohe Umsatzerlöse je Berechnungstag aufweisen und umgekehrt.

Beispiele: Die analysierten Krankenhäuser der Bundesländer Rheinland-Pfalz (484,73 Euro) sowie Hessen (476,64 Euro) haben im Durchschnitt die höchsten Umsatzerlöse je Belegungstag. Rheinland-Pfalz hatte in 2007 auch den im Bundesvergleich höchsten Basisfallwert; Hessen lag allerdings an achter Stelle. Die analysierten Krankenhäuser in den Bundesländern Schleswig-Holstein (388,74 Euro) und Saarland (364,17 Euro) hatten im Durchschnitt die geringsten Umsatzerlöse je Belegungstag. Schleswig-Holstein lag auch an vorletzter Stelle beim Basisfallwert.

Mit Ausnahme der analysierten Berliner Krankenhäuser liegen die Umsatzerlöse je Berechnungstag bei den analysierten Krankenhäusern der neuen Bundesländer unterhalb des Bundesdurchschnittes.

Abbildung 3.3 0: Personalaufwandsquote der analysierten deutschen Krankenhäuser nach Bundesländern in Prozent

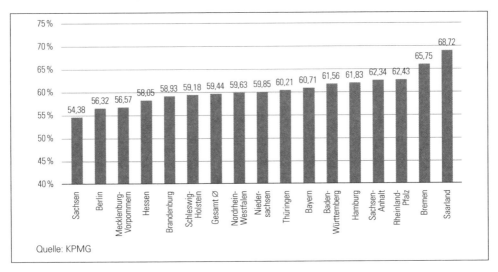

Quelle: KPMG

Der Vergleich der Personalaufwandsquoten der Krankenhäuser nach Bundesländern zeigt eine große Spannbreite. Die niedrigste durchschnittliche Personalaufwandsquote haben die analysierten Krankenhäuser des Bundeslandes Sachsen mit 54,4 Prozent, die höchste die analysierten Krankenhäuser des Bundeslandes Saarland mit 68,7 Prozent.

Abbildung 3.3 p: Personalaufwandsquote der analysierten deutschen Krankenhäuser in Prozent und Basisfallwert in Euro

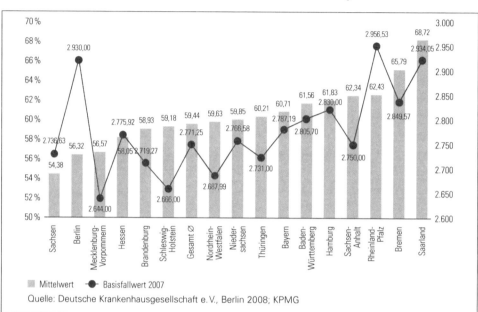

Quelle: Deutsche Krankenhausgesellschaft e. V., Berlin 2008; KPMG

Regelmäßig haben Krankenhäuser in Bundesländern mit überdurchschnittlichen Landesbasisfallwerten überdurchschnittlich hohe Personalaufwandsquoten. Die obige Abbildung zeigt, dass es jedoch auch Ausnahmen gibt.

Bei der Personalaufwandsquote zeigt sich ein signifikanter Unterschied zwischen den alten und den neuen Bundesländern einschließlich Berlin. Während die durchschnittliche Personalaufwandsquote in den alten Bundesländern knapp 60 Prozent beträgt, liegt diese in den neuen Bundesländern einschließlich Berlin bei etwa 58 Prozent und damit um rund 2 Prozentpunkte niedriger.

Abbildung 3.3 q: Vollkräfte je Bett der analysierten deutschen Krankenhäuser nach Bundesländern

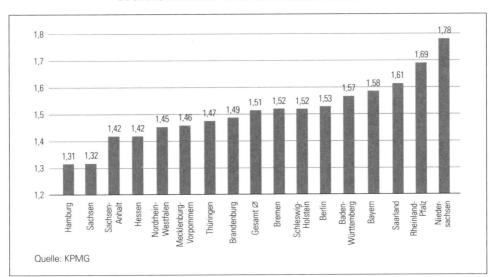

Quelle: KPMG

Die durchschnittliche Anzahl der Vollkräfte je Bett schwankt zwischen, aber auch innerhalb der Bundesländer. Die durchschnittliche Anzahl der Vollkräfte je Bett über alle Bundesländer beträgt auf Grundlage der analysierten Krankenhäuser 1,51; der höchste durchschnittliche Wert liegt bei 1,78 (Niedersachsen), der niedrigste bei 1,31 (Hamburg).

Dabei besteht ein Zusammenhang zwischen Personalaufwandsquote und Anzahl der Vollkräfte je Bett: Die analysierten Krankenhäuser der Bundesländer mit überdurchschnittlicher Personalaufwandsquote haben regelmäßig auch eine überdurchschnittliche Anzahl der Vollkräfte je Bett, wobei auch diesbezüglich Ausnahmen bestehen.

Mit Ausnahme der Berliner Krankenhäuser ist für die analysierten Krankenhäuser in den neuen Bundesländern eine im Vergleich zum Bundesdurchschnitt der analysierten Krankenhäuser unterdurchschnittliche Anzahl Vollkräfte je Bett zu verzeichnen.

*Abbildung 3.3 r: Personalaufwand je Vollkraft der analysierten deut-
schen Krankenhäuser nach Bundesländern in Euro*

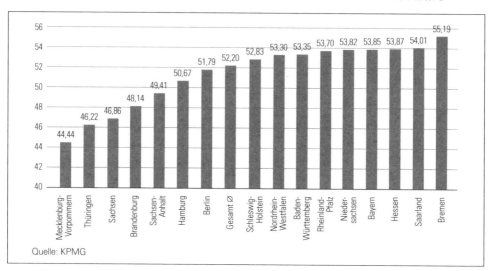

Quelle: KPMG

Der durchschnittliche Personalaufwand je Vollkraft ist regional ebenfalls deutlich unterschiedlich. Über alle Bundesländer hinweg betrachtet, beträgt er auf Grundlage der analysierten Krankenhäuser rund 52.200 Euro; der höchste durchschnittliche Wert liegt bei rund 55.190 Euro (Bremen), der niedrigste bei rund 44.440 Euro (Mecklenburg-Vorpommern).

Zwischen Personalaufwandsquote und Personalaufwand je Vollkraft besteht ein deutlicher Zusammenhang: Von Ausnahmen abgesehen, haben die analysierten Krankenhäuser der Bundesländer mit überdurchschnittlicher Personalaufwandsquote regelmäßig auch einen überdurchschnittlichen Personalaufwand je Vollkraft.

Mit Ausnahme der analysierten Hamburger Krankenhäuser, die nahezu am bundesweiten Durchschnitt liegen, weist der Durchschnitt der analysierten Krankenhäuser der neuen Bundesländer einschließlich Berlin einen im Vergleich zum Bundesdurchschnitt unterdurchschnittlichen Personalaufwand je Vollkraft auf. Während die durchschnittlichen Personalaufwendungen je Vollkraft in den alten Bundesländern bei etwa 53.400 Euro liegen, betragen diese in den neuen Bundesländern einschließlich Berlin nur etwa 47.800 Euro. Hier besteht ein Unterschied von über 11 Prozent.

Abbildung 3.3 s: Materialaufwandsquote der analysierten deutschen
Krankenhäuser nach Bundesländern in Prozent

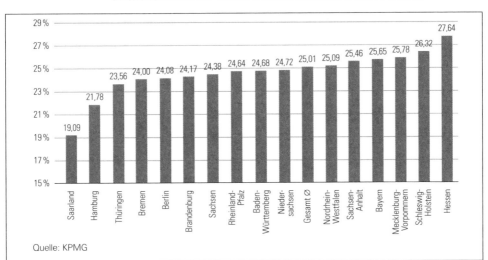

Quelle: KPMG

Die durchschnittlichen Materialaufwandsquoten der analysierten Krankenhäuser sind sowohl im Vergleich zwischen den Bundesländern als auch innerhalb der Bundesländer unterschiedlich, jedoch lässt sich kein erklärbarer regionaler Zusammenhang herstellen.

Abbildung 3.3 t: Bettenauslastung der analysierten deutschen
Krankenhäuser nach Bundesländern in Prozent

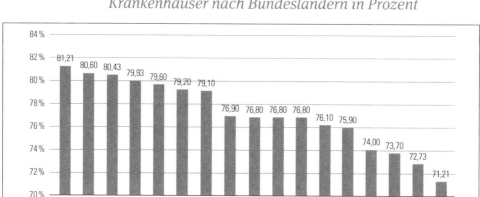

Quelle: KPMG

Auch die Bettenauslastung der analysierten Krankenhäuser ist im Vergleich zwischen den Bundesländern und innerhalb der Bundesländer
unterschiedlich. Abgesehen von Ausnahmen haben Krankenhäuser in
Bundesländern mit unterdurchschnittlicher Bettendichte (Anzahl der
Betten pro 10.000 Einwohner) regelmäßig eine überdurchschnittlich
hohe Bettenauslastung.

Abbildung 3.3 u: Verweildauer der analysierten deutschen Kranken-
häuser nach Bundesländern in Tagen

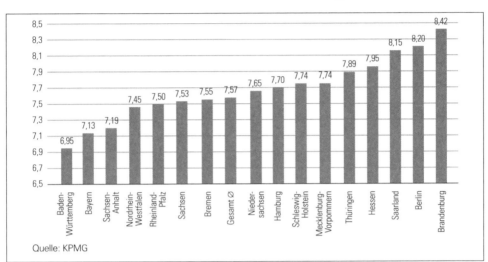

Quelle: KPMG

Unterschiede der analysierten Krankenhäuser sind auch im Hinblick auf die Verweildauer zwischen den Bundesländern und innerhalb der Bundesländer festzustellen. Zu erkennen ist, dass Krankenhäuser in Bundesländern mit überdurchschnittlich hoher Verweildauer tendenziell eine überdurchschnittlich hohe Bettenauslastung haben.

Beim Größenvergleich nach der Wirtschaftlichkeit liegen bei den analysierten Krankenhäusern die großen Krankenhäuser mit über 800 Betten hinsichtlich ihrer Wirtschaftlichkeit hinter den kleineren Krankenhäusern zwischen 300 und 800 Betten. Der Hauptgrund hierfür ist in der vergleichsweise höheren Personalausstattung zu sehen, die durch die höhere Fallschwere und die daraus resultierenden höheren Erlöse nicht vollständig kompensiert wird. Die beste Umsatzrentabilität weisen die analysierten Krankenhäusern zwischen 300 und 500 Betten auf.

*Abbildung 3.3 v: Umsatzrentabilität der analysierten deutschen
Krankenhäuser nach Größenklassen in Prozent*

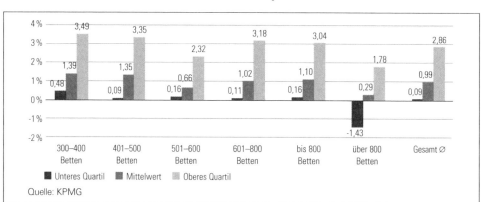

Krankenhäuser über 800 Betten weisen eine durchschnittlich deutlich geringere Rentabilität (0,29 Prozent) als Krankenhäusern zwischen 300 und 800 Betten (um 1 Prozent) auf. Bei den Krankenhäusern über 800 Betten zeigen etwa 37 Prozent eine negative Umsatzrentabilität, bei den Krankenhäusern zwischen 300 und 800 Betten sind das nur 16 Prozent.

Abbildung 3.3 w: Umsatzerlöse je Belegungstag der analysierten deutschen Krankenhäuser nach Größenklassen in Euro

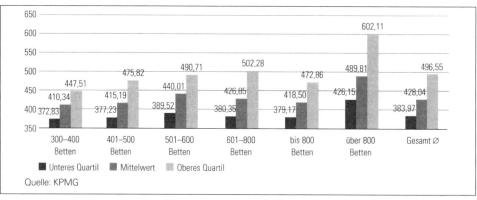

Die Analyse zeigt einen deutlichen Zusammenhang zwischen der Höhe der Umsätze und der Größe eines Krankenhauses. Die durchschnittlichen Umsatzerlöse je Belegungstag eines großen Krankenhauses über 800 Betten liegen bei rund 490 Euro. Dem gegenüber liegt der Durchschnitt der kleineren Häuser bei rund 420 Euro, was einen Unterschied von etwa 17 Prozent ausmacht.

Abbildung 3.3 x: Personalaufwandsquote der analysierten deutschen
Krankenhäuser nach Größenklassen in Prozent

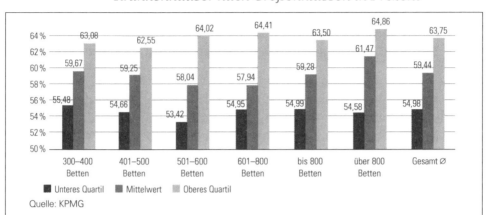

Die Analyse zeigt, dass große Krankenhäuser über 800 Betten eine um durchschnittlich etwa 2 Prozentpunkte höhere Personalaufwandsquote als Krankenhäuser mit bis zu 800 Betten aufweisen.

Abbildung 3.3 y: Vollkräfte je Bett der analysierten deutschen
Krankenhäuser nach Größenklassen

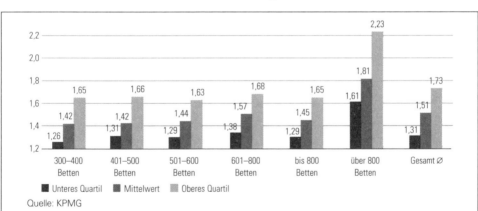

Die analysierten Krankenhäuser mit einer Bettenzahl von über 800 Betten weisen einen durchschnittlichen Personalbestand von 1,81 Vollkräften je Bett auf. Bei den kleineren Häusern beträgt der Wert dem gegenüber 1,45 ein Unterschied von etwa 25 Prozent.

Die höhere Personalausstattung der großen Krankenhäuser wird häufig mit der höheren Fallschwere begründet, was durch die Analyse bestätigt wird: Die durchschnittliche Fallschwere der Krankenhäuser zwischen 300 und 800 Betten liegt bei etwa 1,02; die durchschnittliche Fallschwere der großen Krankenhäuser mit über 800 Betten liegt bei 1,15, was einen Unterschied von etwa 13 Prozent bedeutet. Allerdings erhalten die größeren Krankenhäuser hierfür auch durchschnittlich höhere Erlöse von 17 Prozent.

Der Vergleich der Krankenhäuser hinsichtlich Personalaufwendungen je Vollkraft nach Größenklassen ergibt keine deutlichen Unterschiede. Große Krankenhäuser mit mehr als 800 Betten haben etwa 2 Prozent höhere Personalaufwendungen je Vollkraft.

Eine Auswertung der Bettenauslastung nach Größenklassen zeigt ebenfalls kaum Unterschiede. Die Mittelwerte aller Größenklassen schwanken zwischen 75 Prozent und 77 Prozent und liegen damit etwa im Gesamtdurchschnitt.

Abbildung 3.3 z: Verweildauer der analysierten deutschen Krankenhäuser nach Größenklassen in Tagen

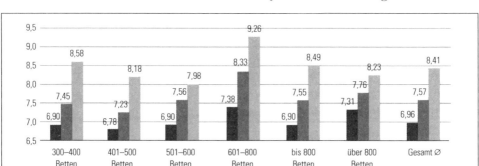

Die Betrachtung der Verweildauer nach Größenklassen zeigt, dass größere Krankenhäuser eine etwas höhere Verweildauer aufweisen als kleinere Einrichtungen. Während die Verweildauer der Häuser mit 300 bis 600 Betten etwa 7,5 Tage beträgt, haben die Häuser mit einer Größe von 601 bis 800 Betten eine Verweildauer von 8,3 Tagen – ein Unterschied von mehr als 10 Prozent.

Wettbewerbsumfeld

Eine wichtige Komponente für die Zukunftsfähigkeit eines Krankenhauses ist ein positives Wettbewerbsumfeld.

Eine ideale Situation besteht bei einer Region mit vergleichsweise geringen stationären Kapazitäten und einer ausgeglichenen oder besser noch positiven Bevölkerungsbilanz. Hinsichtlich des Wettbewerbsumfeldes werden daher die Indikatoren Bevölkerungswanderung und Bettendichte erläutert.

Die Bevölkerungswanderung von 2001 bis 2006 – als Verhältnis der Änderung der Einwohnerzahl zur Anzahl der Einwohner im Einzugsgebiet – gibt an, ob das Einzugsgebiet eines Krankenhauses tendenziell eine Abwanderungs-, Zuwanderungsregion oder eine Region ohne signifikante Wanderungsbewegung ist. Zuwanderungen erhöhen die potenzielle Patientenanzahl und damit die Chancen auf Leistungssteigerungen; Abwanderungstendenzen bewirken das Gegenteil. Bei der Auswertung wird auch auf Daten des Statistischen Bundesamtes zurückgegriffen.

Die Bettendichte – als Verhältnis der Anzahl der Betten im Einzugsgebiet zu der Anzahl der Einwohner im Einzugsgebiet – repräsentiert die Versorgungsdichte und zeigt an, ob tendenziell mehr oder weniger stationäre Kapazitäten pro Patient zur Verfügung stehen. Als Einzugsgebiet werden der jeweilige Landkreis oder die Versorgungsregion gemäß des jeweiligen Landeskrankenhausplanes definiert. Eine vergleichsweise hohe Bettendichte kann zu einem vergleichsweise hohen Wettbewerbsdruck auf die Krankenhäuser des Einzugsgebietes führen.

Das Wettbewerbsumfeld der analysierten deutschen Krankenhäuser ist im Trägervergleich insbesondere hinsichtlich des Indikators Bevölkerungswanderung sehr unterschiedlich. In Bezug auf die analysierten öffentlichen Krankenhäuser zeigt sich ein deutlich negativer Wanderungssaldo (20,5 Prozent Überhang von Abwanderungsregionen[121]), dicht gefolgt von den privaten (18,4 Prozent Überhang von Abwanderungsregionen[122]). Ein eher ausgeglichenes Verhältnis besteht bei den freigemeinnützigen Krankenhäusern.

---

121 Der Wanderungssaldo in Höhe von 20,5 Prozent ergibt sich aus der Differenz von Zuwanderung (18,0 Prozent) und Abwanderung (38,5 Prozent).
122 Der Wanderungssaldo in Höhe von 18,4 Prozent ergibt sich aus der Differenz von Zuwanderung (24,5 Prozent) und Abwanderung (42,9 Prozent).

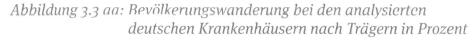

Abbildung 3.3 aa: Bevölkerungswanderung bei den analysierten
deutschen Krankenhäusern nach Trägern in Prozent

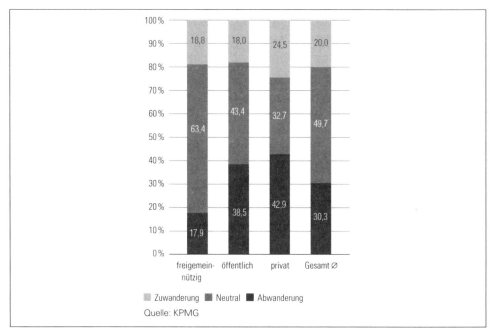

Quelle: KPMG

Die privaten Krankenhäuser liegen mit über 42,9 Prozent in Abwanderungsregionen, unmittelbar gefolgt von den öffentlichen Krankenhäusern mit 38,5 Prozent. Freigemeinnützige Krankenhäuser liegen mit nur
knapp 17,9 Prozent deutlich seltener in Abwanderungsregionen. Stellt
man die Zuwanderungsregionen einander gegenüber, so zeigt sich bei
den freigemeinnützigen ein etwa ausgeglichenes Verhältnis zwischen
Zu- und Abwanderungsregionen. Ein deutliches Missverhältnis liegt bei
den öffentlichen und auch bei den privaten Krankenhäusern vor.

Abbildung 3.3 ab: Bettendichte der analysierten deutschen Krankenhäuser nach Trägern

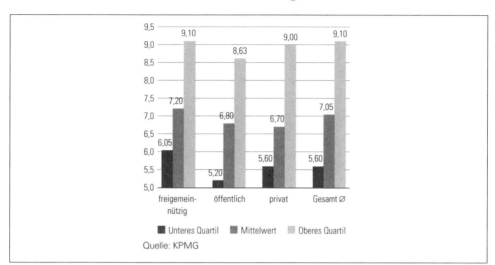

Quelle: KPMG

Freigemeinnützige Krankenhäuser bewegen sich tendenziell in einem Umfeld mit einer etwas höheren Bettendichte als öffentliche oder private. Während öffentliche und private Einrichtungen in Regionen mit durchschnittlich 6,8 beziehungsweise 6,7 Betten je 10.000 Einwohner liegen, weisen die Einzugsgebiete von freigemeinnützigen Krankenhäusern Bettendichten von etwa 7,2 auf. Groß sind die Unterschiede hinsichtlich der Bettendichte zwischen den Trägergruppen jedoch nicht.

Im Ländervergleich zum Wettbewerbsumfeld der analysierten deutschen Krankenhäuser zeigt sich, dass Krankenhäuser in den neuen Bundesländern (ohne Berlin) und Krankenhäuser in ländlichen Regionen tendenziell einen negativen Bevölkerungssaldo haben und damit in der Zukunft ein sich verschlechterndes Wettbewerbsumfeld hinnehmen werden müssen. Haben diese Bundesländer wie beispielsweise Thüringen, Sachsen-Anhalt und Sachsen bereits heute eine überdurchschnittlich hohe Bettendichte, dann wird diese Tendenz noch verstärkt. Ähnliche Probleme bestehen in den Bundesländern Saarland und Bremen.

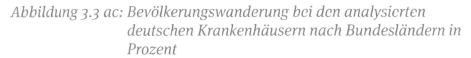

Abbildung 3.3 ac: Bevölkerungswanderung bei den analysierten deutschen Krankenhäusern nach Bundesländern in Prozent

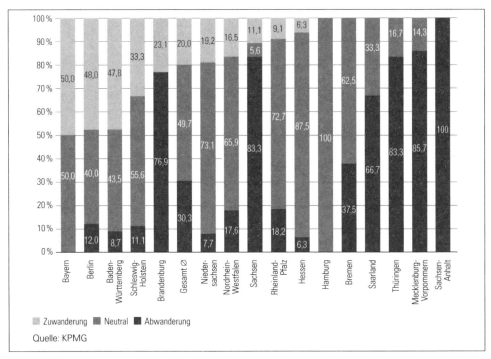

Quelle: KPMG

Alle neuen Bundesländer (ohne Berlin) sind Abwanderungsregionen. Innerhalb der Bundesländer gibt es hiervon nur im Einzelfall Ausnahmen. Von den alten Bundesländern sind das Saarland und Bremen Abwanderungsregionen.

Städtische Gebiete haben tendenziell einen höheren Bevölkerungszuwachs beziehungsweise eine geringere Abwanderung zu verzeichnen. Dieser Trend wird bei einer genaueren Analyse der kreisfreien Städte im Vergleich zu den Landkreisen beziehungsweise der Gesamtauswertung erkennbar.[123]

---

123 Vgl. Statistisches Bundesamt: Statistisches Jahrbuch 2008, Wiesbaden 2008.

Abbildung 3.3 ad: Zahl der Betten je 10.000 Einwohner der analysierten deutschen Krankenhäuser nach Bundesländern

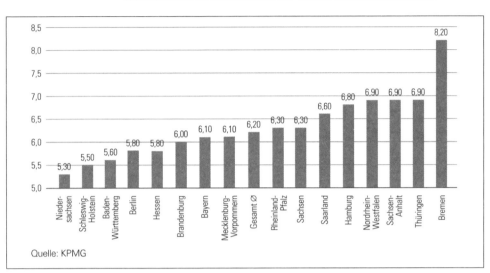

Quelle: KPMG

Die Bettendichte variiert nach Bundesländern deutlich. Während Bremen mit 8,2 Betten je 10.000 Einwohner die höchste Bettendichte besitzt, kommen in Niedersachsen 5,3 Betten auf je 10.000 Einwohner. Regelmäßig haben Krankenhäuser in Bundesländern mit unterdurchschnittlicher Bettendichte (Anzahl der Betten pro 10.000 Einwohner) eine überdurchschnittlich hohe Bettenauslastung.

Der Größenvergleich zum Wettbewerbsumfeld der analysierten deutschen Krankenhäuser zeigt: **Kleinere Krankenhäuser zwischen 300 und 800 Betten liegen tendenziell in Regionen mit vergleichsweise geringerer Bettendichte, aber gleichzeitig tendenziell in Regionen mit negativem Bevölkerungssaldo (16,1 Prozent Überhang von Abwanderungsregionen). Von den negativen Folgen der Abwanderung werden daher voraussichtlich eher die kleineren Krankenhäuser betroffen sein.**

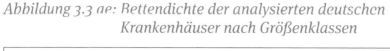

Abbildung 3.3 ae: Bettendichte der analysierten deutschen Krankenhäuser nach Größenklassen

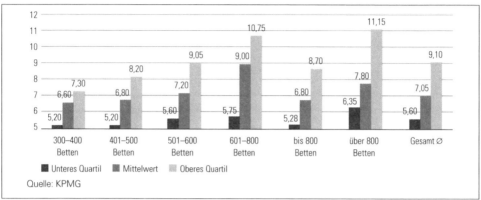

Krankenhäuser mit über 800 Betten befinden sich überwiegend in Regionen mit einer höheren Bettendichte (Durchschnitt 7,8 Betten je Einwohner) als Krankenhäuser zwischen 300 und 800 Betten (Durchschnitt etwa 6,8 Betten je Einwohner).

Abbildung 3.3 af: Bevölkerungswanderung bei den analysierten
deutschen Krankenhäusern nach Größenklassen
in Prozent

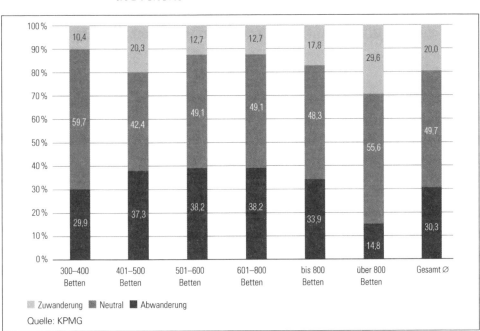

Quelle: KPMG

Die Auswertung nach Größenklassen zeigt, dass große Krankenhäuser tendenziell eher in Zuwanderungsgebieten liegen. Krankenhäuser mit mehr als 800 Betten liegen nur etwa in 15 Prozent der Fälle in Abwanderungsgebieten, während diese Zahl bei den kleineren Häusern fast 34 Prozent beträgt.

Rechnungswesen

Im Folgenden werden zwei Indikatoren ausgewertet, die Schlussfolgerungen auf die Qualität des Rechnungswesens der Krankenhäuser zulassen. Neben den bestimmenden Faktoren einer modernen Infrastruktur, einer guten Wirtschaftlichkeit und einem positiven Wettbewerbsumfeld ist es für Krankenhäuser im sich verstärkenden Wettbewerb von Bedeutung, die Wirtschaftlichkeit ihres Handelns korrekt und zeitnah zu messen und darauf zu reagieren (internes Rechnungswesen). Darüber hinaus ist es wichtig, insbesondere nicht öffentlichen Kapitalgebern ein zuverlässiges und zeitnahes Rechenwerk anzubieten (externen Rechnungswesen).

Als Indikatoren für die Qualität des Rechnungswesens werden im Folgenden das Datum des Jahresabschlusses und die Forderungsreichweite ausgewertet. Obwohl diese Indikatoren im Einzelfall keine ausreichende Analyse der Qualität des Rechnungswesens darstellen, geben sie jedoch einen guten Anhaltspunkt dafür, wie Erfahrungen aus Abschlussprüfungen zeigen.

Der Indikator Datum des Jahresabschlusses lässt zum einen darauf schließen, wie gut das Rechnungswesen des Krankenhauses organisiert ist und weist zum anderen darauf hin, wie stark das Unternehmen daran interessiert ist, seinen Jahresabschluss frühzeitig der Öffentlichkeit zu präsentieren. Eine frühe Erstellung des Jahresabschlusses stellt regelmäßig hohe Anforderungen an die interne Organisation des Rechnungswesens eines Unternehmens. Krankenhäuser, die ihren Jahresabschluss sehr frühzeitig erstellen, lassen tendenziell ein gut organisiertes internes und externes Rechnungswesen vermuten.

Von den analysierten Krankenhäusern stellen etwa 15 Prozent ihren Jahresabschluss in den Monaten Januar und Februar auf, 68 Prozent in den Monaten März bis Mai, und 17 Prozent im Juni und später.

Die Forderungsreichweite – als Verhältnis von durchschnittlichem Forderungsbestand zu den Umsatzerlösen eines Geschäftsjahres in Tagen (Durchschnittliche Forderungen aus Lieferungen und Leistungen/ Umsatzerlöse × 365 Tage) – gibt die Zeitspanne der Begleichung von Forderungen an. Ein vergleichsweise niedriger Wert lässt ein gutes Abrechnungs- und Mahnwesen vermuten. Krankenhäuser mit einem gut organisierten Abrechnungs- und Mahnwesen haben tendenziell auch im internen und externen Rechnungswesen gut organisierte Prozesse und effiziente Strukturen.

Durchschnittlich betragen die Forderungsreichweiten der analysierten deutschen Krankenhäuser 48 Tage. Zwischen den einzelnen Krankenhäusern gibt es jedoch erhebliche Unterschiede: Die Forderungsreichweiten der Häuser reichen von unter 30 Tagen bis über 80 Tagen.

Der Trägervergleich der analysierten deutschen Krankenhäuser zum Rechnungswesen zeigt: Private Krankenhäuser erstellen in der Tendenz ihre Jahresabschlüsse deutlich früher als öffentliche und freigemeinnützige. Die Öffentlichkeitsorientierung und Qualität der Prozessorganisation privater Krankenhäuser ist zumindest in diesem Bereich deutlich besser entwickelt als die der anderen Träger.

Abbildung 3.3 ag: Datum des Jahresabschlusses der analysierten deutschen Krankenhäuser nach Trägern in Prozent

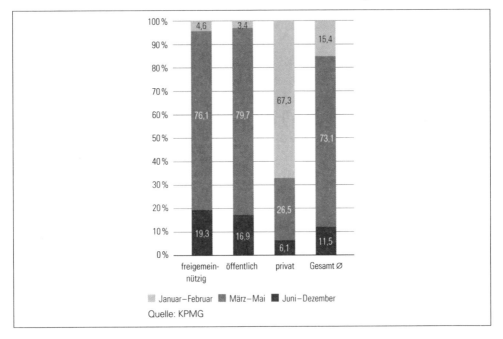

Quelle: KPMG

Fast 70 Prozent aller privaten Krankenhäuser stellen bereits im Januar oder Februar ihren Jahresabschluss auf. Im Vergleich dazu sind dies bei den freigemeinnützigen Häusern etwa 5 Prozent und bei den öffentlichen etwa 3 Prozent.

*Abbildung 3.3 ah: Forderungsreichweite der analysierten deutschen
Krankenhäuser nach Trägern in Tagen*

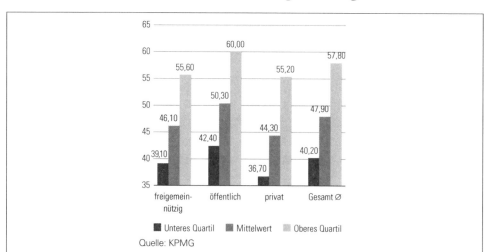

Auch bei der Forderungsreichweite sind die privaten Häuser besser aufgestellt als die anderen Träger: öffentliche Krankenhäuser haben eine
durchschnittliche Forderungsreichweite von über 50 Tagen, freigemeinnützige beziehungsweise private von etwa 46 bzw. 44 Tagen.

Beim Ländervergleich der analysierten deutschen Krankenhäuser hinsichtlich des Rechnungswesens **liegen die neuen Bundesländer vorn.**

Abbildung 3.3 ai: Datum des Jahresabschlusses nach Bundesländern in Prozent

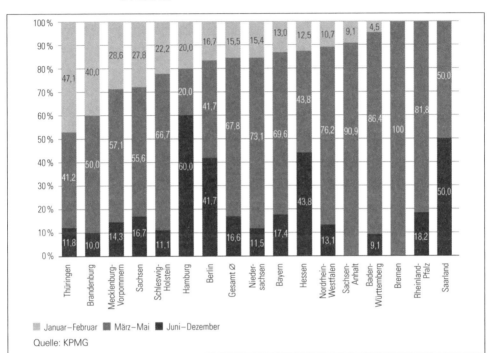

Die analysierten Krankenhäuser in den neuen Bundesländern stellen ihren Jahresabschluss tendenziell früher auf. Am frühesten erstellen im Durchschnitt die Krankenhäuser in den Bundesländern Thüringen und Brandenburg, gefolgt von Mecklenburg-Vorpommern und Sachsen ihren Jahresabschluss.

Abbildung 3.3 aj: Forderungsreichweite der analysierten deutschen Krankenhäuser nach Bundesländern in Tagen

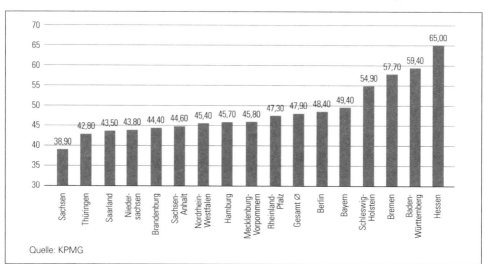

Quelle: KPMG

Auch bei der Auswertung der Forderungsreichweiten nach Bundesländern weisen die analysierten Krankenhäuser der neuen Bundesländer kürzere Zeiten auf.

Die Auswertung der analysierten Krankenhäuser nach Größenklassen zum Thema Rechnungswesen zeigt: **Je größer das Krankenhaus ist, desto länger wartet es tendenziell auf die Bezahlung seiner Forderungen.**

So haben beispielsweise die kleinen Krankenhäuser mit 300 bis 400 Betten eine durchschnittliche Forderungsreichweite von 43,60 Tagen, die Krankenhäuser mit mehr als 800 Betten von 54,70 Tagen.

*Abbildung 3.3 ak: Forderungsreichweite der analysierten deutschen
Krankenhäuser nach Größenklassen in Tagen*

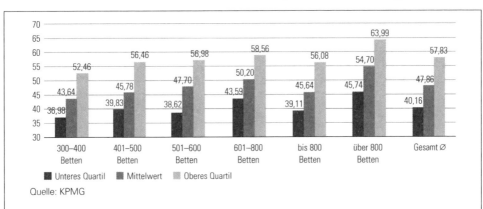

Quelle: KPMG

Die Verteilung des Datums des Jahresabschlusses nach Krankenhausgröße zeigt keine deutlichen Unterschiede. Ein im Vergleich zum Durchschnitt größerer Teil der Krankenhäuser mit mehr als 800 Betten stellt seinen Jahresabschluss im Januar oder Februar auf; ein ebenso gegenüber dem Durchschnitt größerer Teil dieser großen Krankenhäuser erstellt seinen Abschluss jedoch erst im Juni oder später.

4   Potenziale

Im Ergebnis der vorangegangenen Analyse ergeben sich fünf Hauptbereiche, in denen für eine Vielzahl von Krankenhäusern Verbesserungspotenziale liegen. Hierbei handelt es sich um die Bereiche Personal, Investitionen, Material, Auslastung und Erlöse.

Abbildung 4: Potenziale der analysierten deutschen Krankenhäuser mit Grundstrategie Sanierung in Prozent

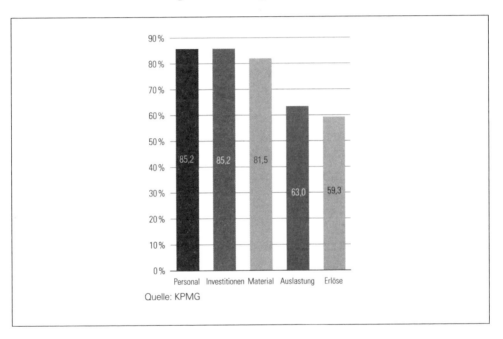

Quelle: KPMG

Im Folgenden werden für diese fünf Hauptbereiche ausgewählte typische Projektansätze skizziert. Die Projektansätze betreffen:

- Personalkosten
- Infrastruktur
- Einkauf
- Auslastung
- Abrechnung

Jeder der fünf Projektansätze steht regelmäßig in enger Verknüpfung zu den anderen. Daher ist häufig die Anwendung verschiedener Projektansätze in Kombination erforderlich.

4.1 Personalkosten

Wesentliche Faktoren, die die Personalkosten eines Krankenhauses beeinflussen, sind der qualifikationsgerechte Einsatz von Fachkräften, die Anzahl der Mitarbeiter und die Vergütung der Mitarbeiter.

Qualifikationsgerechter Einsatz von Fachkräften

Dem qualifikationsgerechten Einsatz von Fachkräften kommt im Krankenhaus eine zunehmende Bedeutung zu. Dies ist nicht zuletzt die Folge der steigenden Nachfrage nach qualifiziertem Personal bei gleichzeitig sinkendem Angebot und der damit verbundenen steigenden Marktpreise für entsprechende Spezialisten.

In der Praxis wird dies zwar immer mehr erkannt, dennoch gibt es für den nichtqualifikationsgerechten Personaleinsatz noch viele Beispiele. So wurden beispielsweise gut ausgebildeter Pflegekräften für Aufgaben eingesetzt, die entsprechend qualifizierte Hilfskräfte des Wirtschafts- und Versorgungsdienstes gleichwertig erfüllen könnten oder ärztliches Personal mit Dokumentations- und Abrechnungsaufgaben beschäftigt, die Dokumentationsassistenten oder Kodierfachkräfte übernehmen könnten.

Der qualifikationsgerechte Einsatz von Fachkräften geht regelmäßig einher mit der Umstrukturierung der Krankenversorgungsprozesse. Er ist als Maßnahme zur Reduzierung der Personalkosten von eher mittelfristiger, dafür aber nachhaltiger Wirkung. Natürlich gibt es in fast jedem Krankenhaus auch kurzfristig zu hebende Potenziale.

Der qualifikationsgerechte Einsatz von Fachkräften führt erfahrungsgemäß zu deutlichen Einspareffekten bei den Personalkosten je Vollkraft. Gleichzeitig steigt regelmäßig die medizinische Ergebnisqualität, da Pflegekräfte und Ärzte sich besser auf die Patientenversorgung konzentrieren können und dadurch Zufriedenheit und Motivation der Belegschaft signifikant steigen.

Anzahl der Mitarbeiter

Neben einem nicht qualifikationsgerechten Einsatz von Personal können in einzelnen Abteilungen und Dienstarten des Krankenhauses quantitative Personalüberhänge bestehen.

Mit Hilfe einer Personalbedarfsrechnung kann auf der Grundlage objektiver Kriterien ermittelt werden, inwieweit einzelne Abteilungen und Dienstarten von einem wettbewerbsfähigen Sollbestand abweichen. Der Sollbestand sollte unter Berücksichtigung der individuellen Gegebenheiten des jeweiligen Krankenhauses unter Berücksichtigung Standard setzender Erfahrungswerte der Branche definiert werden.

So ermittelte Personalüberhänge in einzelnen Abteilungen oder Dienstarten sollten im ersten Schritt innerhalb des Krankenhauses oder Krankenhausverbundes korrigiert werden. Hierbei bieten sich Personalumsetzungen unter Berücksichtigung von Qualifizierungs- und Umschulungsmöglichkeiten an. Flexible Arbeitszeitmodelle können eine unterstützende Rolle spielen.

Erst im zweiten Schritt wird eine Personalreduzierung erwogen. Diese ist fast immer schmerzlich, aber zum Erhalt der Wettbewerbsfähigkeit eines Krankenhauses und somit der Stellen des – wesentlich größeren – verbleibenden Teils der Belegschaft manchmal unvermeidbar. Personalreduzierungen sollten im Sinne der sozialen Marktwirtschaft – wo immer es möglich ist – sozialverträglich erfolgen. Geeignete Instrumentarien sind beispielsweise: Nichtneubesetzung fluktuationsbedingter Abgänge, Altersteilzeitmodelle, Abfindungsregelungen oder die Gründung von Auffanggesellschaften. Die genannten Maßnahmen wirken regelmäßig nicht kurzfristig. Daher ist es erforderlich, Personalreduzierungen so frühzeitig wie möglich zu identifizieren, um ausreichend Reaktionszeit zur Verfügung zu haben. Es gilt die Regel, dass, je später notwendige Maßnahmen zur Personalreduzierung getroffen werden, diese umso schmerzlicher für die Beschäftigten und damit auch für das Krankenhaus selbst sind.

Vergütung der Mitarbeiter

Die Reduzierung der Mitarbeitervergütung ist die am wenigsten anzustrebende Maßnahme zur Verringerung der Personalkosten. Sie ist nicht nur unsozial, sondern senkt darüber hinaus die Motivation des Personals und in der Folge die Qualität der Krankenversorgungsprozesse.

Auf Grund der regelmäßigen Bindung von Krankenhäusern an öffentliche Tarifabschlüsse, Haus- oder Systemverbundtarife gibt es überdies zur Reduzierung der Vergütung der Mitarbeiter häufig nur einen geringeren Spielraum. Eine Veränderung tariflicher Vereinbarungen im

Sinne der Reduzierung der Tarife ist kurzfristig nahezu auszuschließen und mittelfristig nur durch komplizierte Wechsel zwischen den Tarifsystemen möglich. Beispiele sind die Einführung von Haustarifverträgen beim Wechsel der Trägerschaft oder die Übertragung von Personal in Servicegesellschaften mit eigenen Tarifverträgen.

Die steigende Nachfrage nach qualifiziertem Personal setzt der Reduzierung der Vergütung der Mitarbeiter weitere Grenzen.

4.2 Infrastruktur

Maßnahmen zur Verbesserung der Infrastruktur können kurz-, mittel- und langfristiger Natur sein. Wesentliche Bereiche sind die Gebäude und baulichen Anlagen sowie die Gerätetechnik.

Projekte zur Infrastrukturoptimierung erschöpfend zu erläutern, ist im Rahmen dieser Veröffentlichung nicht möglich und auch nicht zielführend. Hierfür liegt eine Fülle an Fachliteratur vor. An dieser Stelle sollen nur einige wesentliche Aspekte erläutert werden, auf die es bei der Durchführung von Maßnahmen zur Infrastrukturverbesserung zu achten gilt.

Gebäude und bauliche Anlagen

Nicht alle Krankenhäuser entsprechen hinsichtlich ihrer Gebäudesubstanz den Anforderungen an ein modernes Krankenhaus.

In einigen Fällen bestehen eigentlich prozessual zusammenhängende Teile des Krankenhauses aus einer Vielzahl separater Gebäude. Hier ist die optimale Gestaltung von Krankenversorgungsprozessen schwer bis unmöglich. Abriss und Neubau sind in diesen Fällen erforderliche Infrastrukturmaßnahmen. In anderen Fällen ist die durchaus zweckmäßige Gebäudestruktur verschlissen. Hier ist die Modernisierung der bestehenden Gebäude erforderlich.

Investitionen in die Gebäudesubstanz sind langfristig und hinsichtlich der Wirtschaftlichkeit häufig nur mittelbar wirkende Maßnahmen. Sie bergen gleichzeitig erhebliche Chancen wie auch Risiken.

Chancen bestehen in der Möglichkeit zur Verbesserung klinischer und nichtklinischer Prozesse mit Folge der Erschließung neuer Leistungsangebote, Verbesserung der Behandlungs- und Servicequalität, Reduzierung von Behandlungszeiten, der Optimierung logistischer Prozesse (Wege- und Wartezeiten), der Einsparung von Energie-, Unterhaltungs- und sonstigen Sachkosten. Letztlich können bei erfolgreicher Durchführung von Investitionen in die Gebäude und baulichen Anlagen Kosten gesenkt beziehungsweise Erlöse gesteigert und damit die Wirtschaftlichkeit eines Krankenhauses erheblich verbessert werden.

Risiken bestehen allerdings ebenfalls. In der Praxis gibt es immer wieder Fälle, bei denen Krankenhäuser durch umfangreiche Baumaßnahmen ihre Wirtschaftlichkeit eher verschlechtert als verbessert haben. Wesentliche Ursachen hierfür sind fehlerhafte Investitionsrechnungen, unpassende oder nicht ausgereifte Finanzierungskonzepte sowie unzureichende Leistungen bei Projektierung, Vergabe und Projektmanagement mit der Folge der Überschreitung der geplanten Baukosten und Bauzeiten in der Projektierungs- und Bauphase. In der Nutzungsphase werden häufig die klinischen und nichtklinischen Prozesse unzureichend an die verbesserten Möglichkeiten der modernisierten Gebäudesubstanz angepasst. Die durch die Investitionen zusätzlich entstehenden Kosten (Zinsen, Abschreibungen) werden dann nicht durch entsprechende Einsparungen beziehungsweise Mehrerlöse kompensiert.

Gerätetechnik

Investitionen in Gerätetechnik können routinemäßige Ersatzinvestitionen sein. Hier sind die Risiken der Anschaffungs- und Nutzungsphase überschaubar. Die damit verbundenen Chancen sind aber nicht zu unterschätzen. Ersatzinvestitionen bieten beispielsweise die Möglichkeit, Anschaffungskosten zu minimieren, Nutzungsintervalle gleicher oder ähnlicher Geräte abzustimmen, die Beschaffung auf wenige ausgewählte Hersteller zu reduzieren, Nutzungskosten wie Energie-, Wartungs- und Instandhaltungskosten zu verringern usw.

Investitionen in Gerätetechnik können auch kostenintensive und neuartige Projekte betreffen. Bei solchen Investitionen gelten ähnliche Chancen und Risiken wie bei umfangreichen Bauprojekten. Sie werden aber noch häufiger unterschätzt als bei diesen. Gerade bei aufwändigen Projekten, wie beispielsweise Aufbau einer Anlage zur Strahlentherapie, muss daher neben dem Konzept zur Planung, Durchführung und Finanzierung der Investition das Konzept zur Nutzung kaufmännisch fundiert erstellt werden. Hierfür ist das Instrumentarium der Investitionsrechnung zwingend anzuwenden. Wichtig ist, die für die Investitionsrechnung erforderlichen Annahmen objektiv und vorsichtig zu treffen.

In der Praxis werden Investitionsrechnungen teilweise handwerklich mangelhaft ausgeführt und erforderliche Annahmen zu optimistisch getroffen. Hierbei werden oft die Kosten der Nutzung unter- und die erzielbaren Mehrerlöse überschätzt. Bei den Annahmen zum Investitionsvolumen werden häufig erforderliche Begleit- oder Folgeinvestitionen in die Gebäude und baulichen Anlagen oder die Reorganisation der Prozesse nicht ausreichend berücksichtigt.

Werden die Investitionsmaßnahmen im Sinne der dualen Finanzierung von der öffentlichen Hand gefördert, wirken sich Fehler in der Projektierungs- und Bauphase nicht im vollen Umfang sofort negativ auf das einzelne Krankenhaus aus; diese Fehler werden häufig erst in der Nutzungsphase wirtschaftlich wirksam. Bei allen Maßnahmen, die nicht aus Fördermitteln finanziert werden, trifft der wirtschaftliche Schaden das einzelne Krankenhaus regelmäßig sofort und in voller Höhe.

4.3 Einkauf

Eine überdurchschnittlich hohe Materialaufwandsquote deutet regelmäßig auf Effizienzreserven bei medizinischem Bedarf, Wirtschaftsbedarf sowie Wasser-, Energie- und Brennstoffen hin. Neben aktivem Chargenmanagement, Verbesserung der klinischen und nichtklinischen Prozessabläufe sowie Modernisierung der Infrastruktur liegen kurz- bis mittelfristig realisierbare Potenziale zur Reduzierung der Materialkosten häufig im Bereich des Einkaufs.

Möglichkeiten zur Einkaufsoptimierung bestehen bei Krankenhäusern überwiegend in der Reduzierung der Sortimentsvielfalt (Produkt-, Hersteller- und Lieferantenstruktur) sowie in der Verhandlung verbesserter Einkaufskonditionen (Bestell-, Liefer-, Preis- und Servicekonzept).

Reduzierung der Sortimentsvielfalt

Viele Krankenhäuser mit überdurchschnittlichen Materialaufwandsquoten beziehen ein zu breites Sortiment. Diese Sortimentsvielfalt ist oftmals historisch entstanden, häufig aber auch subjektiv bedingt. In solchen Fällen sollte eine Beschaffungsanalyse mit dem Ziel der Sortimentsanpassung insbesondere durch Reduzierung der Sortimentsbreite auf das objektiv notwendige Maß und Substitution von unwirtschaftlichen Leistungen oder Produkten durch bessere Alternativen erfolgen.

Die Schwierigkeit solcher Sortimentanpassungen besteht regelmäßig nicht in der Erzielung objektiver Analyseergebnisse. Hierfür gibt es ausreichend und gesichertes methodisches Wissen. Kritisch für den Erfolg ist die Akzeptanz dieser Analyseergebnisse durch das Personal. Bei der Beschaffungsanalyse sind daher die betroffenen Mitarbeiter des Krankenhauses frühzeitig, strukturiert und mit ausreichend Mitsprachemöglichkeiten in das Projekt einzubeziehen. Allerdings ist durch eine objektive, fachkundige und erfahrene Projektdurchführung sicherzustellen, dass Mitsprachemöglichkeiten nicht zur Verhinderung notwendiger Sortimentsanpassungen genutzt werden können.

Besonders sensibel ist der Bereich des medizinischen Bedarfs. Hier ist die Akzeptanz des nach der Beschaffungsanalyse angepassten Sortiments durch das ärztliche und pflegerische Personal von ausschlaggebender Bedeutung für den wirtschaftlichen Erfolg eines solchen Projektes. Eine unzureichende Einbindung des ärztlichen und pflegerischen Personals führt regelmäßig dazu, dass das reduzierte beziehungsweise angepasste

Sortiment nicht vollumfänglich akzeptiert wird und in der Folge zu häufig sortimentsfremde Beschaffungen erfolgen.

Eine erfolgreiche Reduzierung der Sortimentsvielfalt hat viele Vorteile. Zum einen können Bestell- und Vorhaltekosten unmittelbar reduziert werden, da die Bestell-, Lager- und Verbrauchsprozesse tendenziell vereinfacht werden. Zum anderen können die Bestellmengen für die einzelnen Produkte beziehungsweise Dienstleistungen erhöht werden, was wiederum eine Grundlage für die Erzielung besserer Einkaufskonditionen sein kann.

Verhandlung besserer Einkaufskonditionen

Die Konditionen, zu denen Produkte und Dienstleistungen eingekauft werden, umfassen viele Komponenten. Zu denken ist hierbei beispielsweise an unkomplizierte Bestellabläufe, bedarfsgerechte Liefermengen und -fristen, ganzheitlich optimierende Preismodelle, krankenhausindividuelle Servicekonzepte. Alle Möglichkeiten zur Verhandlung besserer Einkaufskonditionen aufzuzeigen, würde an dieser Stelle sicher zu weit führen. Es sollen daher nur einige ausgewählte Anregungen gegeben werden.

Bedeutende Einsparpotenziale liegen erfahrungsgemäß in älteren beziehungsweise ohne wesentliche Konditionsanpassung mehrfach verlängerten Verträgen. Das betrifft häufig Dienstleistungsverträge, da der Wechsel eines Dienstleistungsunternehmens als zu kompliziert und risikoreich eingeschätzt wird. Oft werden in der Folge vergleichsweise zu hohe Vergütungen akzeptiert. Beispielsweise liegen die Vergütungen für Labordienstleistungen oder Sterilgutversorgung in manchen Krankenhäusern bis zu 100 Prozent über den marktüblichen Preisen. Die Kenntnis dieser Tatsache, die Einholung von Alternativangeboten und entsprechende Nachverhandlungen auch mit dem bisherigen Anbieter können kurzfristige und nachhaltige Einsparungen erzielen, häufig, auch ohne Wechsel des Dienstleistungsunternehmens vornehmen zu müssen.

Bei der Verhandlung von Einkaufskonditionen wird oft zu einseitig auf die unmittelbaren Leistungsparameter eines Produktes/einer Dienstleistung und einen niedrigen Einkaufspreis fokussiert. Dies geschieht insbesondere dann, wenn der Einkauf unzureichend mit den Gesamtprozessen des Krankenhauses vernetzt ist. Wichtig ist aber neben den unmittelbaren Leistungsparametern und dem niedrigen Einkaufspreis auch, dass die Bestellung und Lieferung der Produkte und Dienstleistungen kurzfristig, unkompliziert, jederzeit und in bedarfsgerechten Mengen möglich ist. Bei Gerätetechnik ist darüber hinaus ein kurzfristiger, qualifizierter und persönlicher Service von außerordentlicher Bedeutung.

Inzwischen sind viele Krankenhäuser Mitglied eines Einkaufsverbundes. Die Idee: Durch Einkaufsverbünde werden die Einkaufsmengen einzelner Krankenhäuser gebündelt, was letztlich die Verhandlungsposition verbessert. In der Praxis gibt es gute und schlechte Erfahrungen. Da sich das Krankenhaus nicht darauf verlassen kann, dass der Einkaufsverbund wirklich jederzeit und dauerhaft die für das Krankenhaus günstigsten Einkaufskonditionen verhandelt, ist es wichtig, die Einkaufskonditionen regelmäßig durch individuelle Vergleiche (verbundübergreifende Benchmarks, individuelle Hersteller- und Lieferantenkontakte, Angebotsvergleiche, Beratung mit Experten usw.) zu überprüfen. Voraussetzung dafür ist, dass das Krankenhaus seine eigenständige strategische Einkaufskompetenz auch als Mitglied eines Einkaufsverbundes behält.

4.4 Auslastung

In den vergangenen Jahren haben sich in den meisten deutschen Krankenhäusern die Verweildauern kontinuierlich rückläufig entwickelt. Nicht von allen Krankenhäusern wurden die vorhandenen Kapazitäten adäquat angepasst beziehungsweise konnten ausreichend zusätzliche Leistungen akquiriert werden. Die Folge in diesen Fällen ist eine zu niedrige Auslastung der Kapazitäten.

Verbesserung der Auslastung durch Kapazitätsabbau ist nur in bestimmten Grenzen möglich und sinnvoll. Es gibt auch progressive Möglichkeiten zur Verbesserung der Auslastung. Im Folgenden sollen die Ausdehnung stationärer und ambulanter Leistungen sowie die Beschäftigung des Krankenhauspersonals in sekundären Dienstarten näher erläutert werden.

Ausdehnung stationärer Leistungen

Durch eine eingehende Umfeld-, Wettbewerbs- und Potenzialanalyse können basierend auf der jeweils individuellen Situation und unter der primären Nutzung der vorhandenen Kapazitäten mehrere Strategien zur Erhöhung der Auslastung verfolgt werden. Diese betreffen unter anderem die Erbringung zusätzlicher Leistungen und die Steigerung der Fallschwere.

Bei einer Vielzahl von zusätzlichen Leistungen, die mit den vorhandenen Kapazitäten auf der Grundlage des verhandelten Budgets erbracht werden, besteht die Gefahr, dass diese aufgrund der Mechanismen der Krankenhausfinanzierung (Stichwort: Mehrerlösausgleich) nicht kostenadäquat vergütet werden. Es ist daher für solche Leistungen zu prüfen, ob die erzielbaren Mehrerlöse die zusätzlichen Kosten decken. Eine aussagefähige Kostenträgerrechnung bildet hierbei eine wichtige Grundlage, um profitable von nicht-profitablen Leistungen vor und nach Erbringung unterscheiden zu können. Bei der Anwendung dieses traditionellen Instrumentariums des internen Rechnungswesens haben deutsche Krankenhäuser oftmals noch Nachholbedarf.

Verfügt ein Krankenhaus über ganz besonders spezialisierte Leistungen, die entweder von besonderer Bedeutung sind oder in einer vergleichsweise deutlich höheren Qualität erbracht werden, kann in den Budgetverhandlungen für diese Leistungen besonderer Art und Güte versucht werden, zusätzliche Budgets mit den Kostenträgern zu vereinbaren.

Durch die Ausweitung der Leistungen insbesondere für Privatversicherte und Selbstzahler können zusätzliche Erlöse außerhalb des verhandelten Budgets erzielt werden. Neben einem entsprechenden Leistungsangebot sind für diese Patienten Ruf und Bekanntheitsgrad der Ärzte, gute Verkehrsinfrastruktur, attraktives Umfeld sowie adäquater Service von Bedeutung. Die Erweiterung des Leistungsportfolios durch Einrichtung einer Privatstation erfordert regelmäßig zusätzliche Investitionen in die Infrastruktur, in die klinischen und nichtklinischen Prozesse und die Personalqualifikation.

Steigt die tatsächliche Fallschwere eines Krankenhauses über den vereinbarten Wert, wird von den Kostenträgern häufig Upcoding unterstellt. Dies kann zur vollständigen Rückforderung der durch die Steigerung der Fallschwere erzielten Leistung durch die Kostenträger führen. Der qualifizierte Nachweis, dass es sich bei der Steigerung der Fallschwere nicht um Upcoding handelt, ist gegenüber den Kostenträgern daher von großer Bedeutung.

Ausdehnung ambulanter Leistungen

Eine weitere Möglichkeit zur Auslastungsoptimierung ist die Ausdehnung von ambulanten Leistungen nach §§ 115b, 116b SGB V. Durch die Verlagerung von stationären Leistungen in den ambulanten Bereich entstehen für Krankenhäuser dort neue Chancen. Nicht ausgelastete Kapazitäten im stationären Bereich können für Leistungen im ambulanten Bereich genutzt werden.

Die Verknüpfung des ambulanten und stationären Sektors in Form eines Medizinischen Versorgungszentrums (MVZ) kann für ein Krankenhaus daher vorteilhaft sein. Durch die Gründung eines MVZ durch ein Krankenhaus wird zunächst die ambulante Leistung des Hauses ausgebaut, gleichzeitig jedoch auch die stationäre Leistung durch zusätzliche Einweisungen vom MVZ gesichert. Aber auch hier sind vor Gründung entsprechende realistische Wirtschaftlichkeitsberechnungen anzustellen, da auch viele Beispiele für unwirtschaftliche MVZ vorliegen.

Beschäftigung des Krankenhauspersonals in sekundären Dienstarten

Ein Krankenhaus kann darüber hinaus nicht klinische Leistungen für Dritte erbringen. Ausgegründete Tochterunternehmen, die nicht klinische Leistungen, wie z.B. Reinigung, Catering oder Facilitymanagement, übernehmen, können Skaleneffekte durch zusätzliche Aufträge generieren.

Nicht ausgelastetes Krankenhauspersonal aus nicht medizinischen Bereichen kann durch die Ausdehnung von Leistungen für Dritte sinnvoll eingesetzt werden. Es können zusätzliche Erlöse generiert und dadurch Arbeitsplätze längerfristig gesichert werden.

Wiederum ist eine vorherige qualifizierte Wirtschaftlichkeitsbetrachtung unabdingbar.

4.5   Abrechnung

Von deutschen Krankenhäusern werden durch unvollständige oder unvorteilhafte Kodierung beziehungsweise Dokumentation, fehlerhafte Abrechnungen, verzögerte Rechnungserstellung oder sonstige ineffiziente Abrechnungsprozesse noch immer erbrachte Leistungen nicht, nicht zeitnah, unvollständig oder falsch abgerechnet.

Darüber hinaus wird die Einhaltung der Zahlung nicht immer effektiv verfolgt.

In der Folge erleiden Krankenhäuser vermeidbare Einnahmenverluste oder erhalten eine verzögerte Vergütung ihrer Leistungen.

Ausgewählte Maßnahmen zur Verbesserung der Abrechnung der Leistungen sind die sachgerechte Kodierung sowie die Überwachung des Zahlungseinganges.

Sachgerechte Kodierung

In vielen Krankenhäusern sind Mängel bei der Abrechnung der Leistungen eine wichtige Ursache für die Verminderung oder Verzögerung von Erlöszahlungen.

Durch die Nichterfassung von Prozeduren und/oder die unvollständige Kodierung zum Beispiel von Nebendiagnosen und Risikofaktoren werden oftmals erbrachte Leistungen nicht oder nicht in voller Höhe in Rechnung gestellt.

Das Ziel eines Projektes zur sachgerechten Kodierung ist, alle erbrachten Leistungen richtig zu erfassen und schließlich bei den Kostenträgern abzurechnen. Im Rahmen einer detaillierten Untersuchung der typischen Kodierfehler eines Krankenhauses können zunächst entsprechende Potenziale aufgezeigt und anschließend konkrete Maßnahmen zur Verbesserung der Kodierung vorgeschlagen werden.

Der Einsatz speziell ausgebildeter Kodierfachkräfte ist für eine sachgerechte Kodierung regelmäßig förderlich. Zum einen stellen diese Fachkräfte sicher, dass alle vom Arzt am Patienten erbrachten Leistungen sachgerecht kodiert werden. Zum anderen wird der qualifikationsgerechte Personaleinsatz gefördert, indem sich der Arzt weniger um Verwaltungsprozesse kümmern muss, sondern sich mehr dem Patienten widmen kann.

Vor dem Hintergrund von zum Teil deutlich unterschiedlich hoher Landesbasisfallwerte ist für Krankenhäuser in Bundesländern mit hohen Landesbasisfallwerten die Abrechnungsoptimierung auch ein Mittel zur Sicherung der zukünftigen Ertragskraft. Künftige Absenkungen der überdurchschnittlich hohen Landesbasisfallwerte durch die ab 2010 beginnende Konvergenzphase auf Bundesebene können dadurch teilweise ausgeglichen werden.

Überwachung des Zahlungseinganges

Die Analyse der Forderungsreichweite der deutschen Krankenhäuser zeigt, dass die Zeiträume zwischen der Abrechnung und der Bezahlung der Leistung durch die Kostenträger zwischen den Krankenhäusern stark variieren.

Durch eine fortlaufende Überwachung der Zahlungseingänge und damit verbundene Mahnungen an die Kostenträger kann die Forderungsreichweite und damit die Liquiditätssituation eines Krankenhauses häufig deutlich verbessert werden.

Anfragen des Medizinischen Dienstes der Krankenversicherung (MDK) sind durch das Medizincontrolling sachgerecht zu beantworten. Dabei ist wichtig, dass das Medizincontrolling mit der Leistungsdokumentation und -kodierung des Krankenhauses zusammenarbeitet, um vom MDK beabsichtigten Leistungskürzungen entsprechend entgegnen zu können. In nicht wenigen Fällen sind die Mitarbeiter im Medizincontrolling überlastet und/oder nicht ausreichend geschult.

Bei den hier dargestellten Ansätzen kann es sich selbstverständlich nur um grundsätzliche und ausgewählte Überlegungen handeln. Jedes Krankenhaus hat eine individuelle Situation, für die es spezielle Lösungen zu erarbeiten gilt. Dennoch können diese Betrachtungen für erste Indikationen hilfreich sein.

Die Aussagen dieser Veröffentlichung sollen keine Grundlage für eine Argumentation liefern, dass bei den deutschen Krankenhäusern im Allgemeinen Einsparpotenziale bestehen. Diese Schlussfolgerung wäre nicht sachgerecht.

Vielmehr möchten die Autoren aufzeigen, dass im Einzelfall häufig Verbesserungspotenziale bestehen, die es zum Vorteil der Krankenhäuser und damit letztlich zum Patientenwohl zu nutzen gilt.

5 Literaturverzeichnis

AOK (2009): Veränderungsrate der beitragspflichtigen Einnahmen – 2003-2009, AOK, Berlin, 2009.

Arbeitsgruppe für Krankenhauswesen der Arbeitsgemeinschaft der Obersten Landesgesundheitsbehörden (2009): Umfrage 2008, Hannover 2009.

Arnold, Christoph (2009): Entwicklung eines strategischen Prognosemodells für Krankenhausunternehmen in Deutschland, Dissertation, dissertation.de – Verlag im Internet GmbH, Berlin 2009.

Augurzky, Bori/Beivers, Andreas/Neubauer, Günter/Schwierz, Christoph (2009): Bedeutung der Krankenhäuser in privater Trägerschaft, RWI: Materialien, Heft 52, Rheinisch-Westfälisches Institut für Wirtschaftsforschung, Essen, 2009.

Augurzky, Boris/Krolop, Sebastian/Gülker, Rosemarie/Schmidt, Christoph M./Schmidt Hartmut/Schmitz, Hendrik/Schwierz, Christoph/Terkatz, Stefan (2009): Krankenhaus Rating Report 2009, RWI: Materialien, Heft 53, Rheinisch-Westfälisches Institut für Wirtschaftsforschung, Essen 2009.

Björnberg, Arne/Uhlir, Marek (2008): Euro Health Consumer Index 2008, Health Consumer Powerhouse, Brüssel, 2008.

Blum, Karl/Offermanns, Matthias/Perner, Patricia (2005): Krankenhaus Barometer – Umfrage 2005, Deutsches Krankenhaus Institut e.V., Düsseldorf, 2005.

Blum, Karl/Offermanns, Matthias/Perner, Patricia (2008): Krankenhaus Barometer – Umfrage 2008, Deutsches Krankenhaus Institut e.V., Düsseldorf, 2008.

Bölke, Rudolf/Söhnle, Nils/Viering, Stefan (2005): Gesundheitsversorgung 2020 – Konzentriert. Marktorientiert. Saniert., Ernst & Young AG, Eschborn/Frankfurt/Main, 2005.

Bruckenberger, Ernst (2005): Privatisierung der Krankenhäuser, eine Alternative zum Investitionsstau, Fassung vom 24.03.2005, Hannover, 2005.

Bruckenberger, Ernst (2006): Gegenwart und Zukunft der Krankenhaus-planung und Investitionsfinanzierung unter DRG-Bedingungen, überarbeitete Fassung eines Vortrages bei der DKG am 26.01.2006 in Berlin, Hannover 2006.

Bundesministerium für Gesundheit (2008): Krankenhausfinanzierungs-reformgesetz: Krankenhäuser erhalten 3,5 Milliarden Euro mehr Geld von den Krankenkassen, Pressemitteilung vom 18. Dezember 2008, Berlin, 2008.

Deutsche Krankenhausgesellschaft e.V. (2006): Baum: Vermeintliche Einsparpotenziale realitätsfern, DKG zur Veröffentlichung des „Krankenhaus-Report 2006" des WIdO, Pressemitteilung vom 28. November 2006, Berlin, 2006.

Deutsche Krankenhausgesellschaft e.V. (2007): Konzept für die Ausge-staltung eines ordnungspolitischen Rahmens ab dem Jahr 2009, Deutsche Krankenhausgesellschaft e.V., Berlin, 2007.

Deutscher Berufsverband für Pflegeberufe (2009): DBfK-Online-Umfra-ge: Wie sieht es im Pflegealltag wirklich aus?, Pressemitteilung vom 30. Januar 2009, Berlin, 2009.

Ernst-Moritz-Arndt-Universität Greifswald (2008): Immer mehr ältere Patienten und altersbedingte Krankheiten, Ruhestandswelle im am-bulanten Bereich und stationäre Bettenplanung mit Bedarfslücke, Pressemitteilung vom 16. Juli 2008, Greifswald, 2008.

Evans, Michaela (2007): Trendreport Klinikwirtschaft Ruhr – Struktur-, Leistungs- und Modernisierungstrends des Klinikmarktes in der Me-tropole Ruhr, Koordinierungsstelle MedEcon Ruhr, Bochum, 2007.

Fujisawa, Rie/Lafortune, Gaetan (2008): The remuneratiuon of general practitioners and specialists in 14 OECD countries: What are the fac-tors influencing variations across countries?, OECD Health Working Papers No. 41, OECD, Paris, 2008.

Institut für Gesundheitsökonomik (2008): Bundeseinheitlicher Basisfall-wert für Krankenhausleistungen und seine Konsequenzen: ein falscher Weg aus ordnungspolitischer Sicht, Institut für Gesund-heitsökonomik, München, 2008.

Krier, C. (2005): Chancen und Grenzen medizinischer Innovation im Krankenhaus, Frühjahrsforum 2005 in Berlin, Stuttgart, 2005.

Marburger Bund (2008): Tarifeinigung für Klinikärzte – Höhere Gehälter, sofortige Ost-West-Angleichung, keine Arbeitszeiterhöhung, Pressemitteilung vom 8. April 2008, Wiesbaden, 2008.

Marburger Bund (2008): Tarifverhandlungen für Ärzte an kommunalen Krankenhäusern starten am 14. Januar, Pressemitteilung vom 9. Januar 2008, Wiesbaden, 2008.

Nauen, Karl (2007): Bonitätsbeurteilung und Rating von Krankenhäusern, Deutsches Krankenhausinstitut e.V., Düsseldorf, 2007.

OECD (2008): OECD Health Data 2008, OECD, Paris, 2008.

o.V. (2007): Wenig Personal, mehr Komplikationen, Tagesspiegel – Klinikvergleich, Ausgabe vom 7. Juli 2007, Berlin, 2007.

o.V. (2009): Aqua-Institut soll Zuschlag für das neue Qualitätssicherungs-Institut erhalten – BQS zieht Kürzeren, Gesundheitsmarkt aktuell, Ausgabe vom 11. Februar 2009, Berlin, 2009.

Schulze, Jörg (2008): Analyse öffentlich zugänglicher Daten hinsichtlich der Prognosefähigkeit für Krankenhausunternehmen, Diplomarbeit, Berlin 2008.

Simon, Michael (2008): Sechzehn Jahre Deckelung der Krankenhausbudgets – Eine kritische Bestandsaufnahme, Prof. Dr. Michael Simon, Fachhochschule Hannover, Veröffentlichung im Auftrag von ver.di, ver.di, Berlin, 2008.

Statistische Ämter des Bundes und der Länder (2008): Demografischer Wandel in Deutschland – Heft 2 – Auswirkungen auf Krankenhausbehandlungen und Pflegebedürftige im Bund und in den Ländern, Statistische Ämter des Bundes und der Länder, Wiesbaden 2008.

Statistisches Bundesamt (2006): Bevölkerung Deutschlands bis 2050 – 11. koordinierte Bevölkerungsvorausberechnung, Statistisches Bundesamt, Wiesbaden, 2006.

Statistisches Bundesamt (2008): Ausgaben 1995 bis 2006, Gesundheit, Statistisches Bundesamt, Wiesbaden, 2008.

Statistisches Bundesamt (2008): Grunddaten der Krankenhäuser – 2007, Gesundheit, Statistisches Bundesamt, Wiesbaden, 2008.

Statistisches Bundesamt (2008): Kostennachweis der Krankenhäuser – 2007, Gesundheit, Statistisches Bundesamt, Wiesbaden, 2008.

Statistisches Bundesamt (2008): Statistisches Jahrbuch 2008, Statistisches Bundesamt, Wiesbaden, 2008.

Statistisches Bundesamt (2009): Verbraucherpreisindex für Deutschland – 2005=100, Statistisches Bundesamt, Wiesbaden, 2009.

Wisdorff, Flora/von Borstel, Stefan (2008): Öffentlicher Dienst: Der Tarifabschluss und die Folgen – Ein teuer erkaufter Friede, Die Welt, Ausgabe vom 1. April 2008, Berlin, 2008.